F. Javier Pagán Buzo
Pedro V. Rivera Farina
Enrique G. Sarmiento

Electrofisiología Disautonómica

F. Javier Pagán Buzo
Pedro V. Rivera Farina
Enrique G. Sarmiento

Electrofisiología Disautonómica

Diabetes Mellitus de corta evolución & sus categorías de riesgo

PUBLICIA

Impressum / Aviso legal
Bibliografische Information der Deutschen Nationalbibliothek: Die Deutsche Nationalbibliothek verzeichnet diese Publikation in der Deutschen Nationalbibliografie; detaillierte bibliografische Daten sind im Internet über http://dnb.d-nb.de abrufbar.

Información bibliográfica de la Deutsche Nationalbibliothek: La Deutsche Nationalbibliothek clasifica esta publicación en la Deutsche Nationalbibliografie; los datos bibliográficos detallados están disponibles en internet en http://dnb.d-nb.de.

Coverbild / Imagen de portada: www.ingimage.com

Verlag / Editorial:
PUBLICIA
ist ein Imprint der / es una marca de
OmniScriptum GmbH & Co. KG
Bahnhofstraße 28, 66111 Saarbrücken, Deutschland / Alemania
Email / Correo Electrónico: info@omniscriptum.com

Herstellung: siehe letzte Seite /
Publicado en: consulte la última página
ISBN: 978-3-8416-8077-8

Zugl. / Aprobado por: Valladolid, Universidad de Valladolid. Tesis Doctoral, 2011.

Agradecimientos:

A mis queridos padres por transmitirme
desde niño el afán de superación.

A todos los familiares, amigos y compañeros,
que os habéis interesado por el esfuerzo personal y profesional,
que me ha supuesto este trabajo. Vosotros, ya sabéis quienes sois.

A la familia Elduayen Gragera por su apoyo incondicional
a lo largo de todos estos años, y mención especial para mi amigo Javier.

A Enrique G. Sarmiento por haber querido ser mi maestro,
sin cuyo compromiso no hubiera podido realizar este trabajo.

A Javier Pérez Turiel por su estrecha colaboración
en el aspecto tecnológico de este proyecto.

A CARTIF, y en especial a Pedro por su paciente dedicación.

Agradecimiento especial para todos aquellos pucelanos,
que por su interés en la diabetes han hecho posible
que este trabajo haya sido llevado a término.

Financiación:

Este trabajo ha sido financiado parcialmente por el Plan Nacional de I+D+i, a través de los proyectos DPI 2003-09309, *"Sistema de Soporte al Pronóstico y Diagnóstico de Complicaciones Microvasculares en Pacientes Diabéticos Tipo 1"*, y DPI 2006-14367, *"Aplicación de Técnicas de Procesamiento de Señal para el Desarrollo de Herramientas de Diagnóstico de la Neuropatía Vegetativa"*.

Colaboración:

Este trabajo ha sido desarrollado en estrecha colaboración con la División de Ingeniería Biomédica de la Fundación CARTIF y con los servicios de Medicina Interna y Endocrinología y Nutrición del Hospital Clínico Universitario de Valladolid.

Muchas gracias, Valladolid.

Índice de abreviaturas:

AAEM: *American Association of Electrodiagnostic Medicine.*

AAN: *American Academy of Neurology.*

ADA: *American Diabetes Association.*

AHA: *American Heart Association.*

ATP III: *Adult Treatment Panel III.*

AV: AuriculoVentricular.

CARTIF: Centro de Automatización, Robótica y Tecnologías de la Información y de la Fabricación.

DACV: Disfunción Autonómica CardioVascular.

DAS: Disfunción Autonómica Sudomotora.

DCCT: *Diabetes Control and Complications Trial.*

DM: Diabetes Mellitus.

DM1: Diabetes Mellitus tipo 1.

DM2: Diabetes Mellitus tipo 2.

DWT: *Discrete Wavelet Transform.*

ECA: Enzima Convertidora de Angiotensina.

EE.UU: Estados Unidos.

EKG: ElectroCardioGrama.

ESC: *European Society of Cardiology.*

ESH: *European Society of Hypertension.*

FC: Frecuencia Cardiaca.

FCN: Factor de Crecimiento Nervioso.

FEVI: Fracción de Eyección del Ventrículo Izquierdo.

FRCV: Factores de Riesgo CardioVasculares.

GA: Glucemia en Ayunas.

GAA: Glucemia Anómala en Ayunas.

HCUV: Hospital Clínico Universitario de Valladolid.

HNF: *Hepatocyte Nuclear Factor.*

HOMA-IR: *HOmeostasis Model Assessment of Insulin Resistance.*

HTA: HiperTensión Arterial.

HVI: Hipertrofia Ventricular Izquierda.

IAM: Infarto Agudo de Miocardio.

IDF: *International Diabetes Federation.*

IGF-I: *Insulin-like Growth Factor I.*

IMC: Índice de Masa Corporal.

IOG: Intolerancia Oral a la Glucosa.

MODY: *Maturity Onset Diabetes on the Young.*

NCEP: *National Colesterol Education Program.*

ND: Neuropatía Diabética.

NDA: Neuropatía Diabética Autonómica.

NDDG: *National Diabetes Data Group.*

NFSC: *Number of Fluctuations per SeCond.*

NGSP: *National Glycohemoglobin Standardization Program.*

OMS: Organización Mundial de la Salud.

PA: Presión Arterial.

QSART: *Quantitative Sudomotor Axon Reflex Test.*

RI: Resistencia Insulínica.

SA: SinoAuricular.

SCL: *Skin Conductance Level.*

SCR: *Skin Conductance Resistance.*

SEEDO: Sociedad Española para el Estudio De la Obesidad.

SHGT: *Sustained HandGrip Test.*

SNA: Sistema Nervioso Autónomo.

SNC: Sistema Nervioso Central.

SNP: Sistema Nervioso Parasimpático.

SNS: Sistema Nervioso Simpático.

SOG: Sobrecarga Oral de Glucosa.

SSR: *Sympathetic Skin Response.*

TST: *Thermoregulatory Sweat Test.*

ÍNDICE

I. INTRODUCCIÓN

1.-DIABETES MELLITUS

1.1-DEFINICIÓN

La Organización Mundial de la Salud (OMS) en el año 1999 definió la diabetes mellitus (DM) como: "las alteraciones metabólicas de múltiples etiologías caracterizadas por hiperglucemia crónica y trastornos en el metabolismo de los hidratos de carbono, las grasas y las proteínas, resultado de defectos en la secreción de insulina, en la acción de la misma o en ambas" [1].

En la actualidad la *International Diabetes Federation* (IDF) define la DM como: "un grupo de trastornos heterogéneos que presentan como elementos comunes la hiperglucemia y la tolerancia alterada a la glucosa, debido a la deficiencia de insulina, al deterioro de la eficacia de la acción de la insulina, o ambos" [2,3]; mientras que la *American Diabetes Association* (ADA) la define como: "una enfermedad metabólica crónica caracterizada por hiperglucemia, asociada fuertemente con complicaciones tanto microangiopáticas como macroangiopáticas y que requiere de la atención médica continuada y educación sanitaria del paciente, con el fin de prevenir las complicaciones agudas y reducir el riesgo de aquellas que se presentan a largo plazo" [4].

1.2-CLASIFICACIÓN

La ADA clasifica la DM en cuatro clases clínicas [4]:

- Diabetes mellitus tipo 1 (DM1): se subdivide en dos tipos.
  - Tipo 1A o mediada por mecanismos inmunológicos.
  - Tipo 1B o idiopática.
- Diabetes mellitus tipo 2 (DM2).
- Diabetes mellitus gestacional.
- Otros tipos específicos de diabetes mellitus secundarios a otras causas:

- Defectos genéticos de la función de las células beta caracterizados por mutaciones en:
  - Factor de transcripción nuclear del hepatocito (HNF) 4alfa (MODY 1).
  - Glucocinasa (MODY 2).
  - HNF-1alfa (MODY 3).
  - Factor promotor de insulina 1 (MODY 4).
  - HNF-1beta (MODY 5).
  - NeuroD1 (MODY 6).
  - DNA mitocondrial.
  - Otros.
- Defectos genéticos de la acción de la insulina:
  - Resistencia a la insulina de tipo A.
  - Leprecaunismo.
  - Síndrome de Rabson-Mendenhall.
  - Diabetes lipoatrófica.
  - Otras.
- Enfermedades del páncreas exocrino:
  - Pancreatitis.
  - Pancreatectomía/traumatismo.
  - Neoplasia.
  - Fibrosis quística.
  - Pancreopatía fibrocalculosa.
  - Hemocromatosis.
  - Otras.
- Endocrinopatías:
  - Acromegalia.
  - Síndrome de Cushing.
  - Glucagonoma.
  - Feocromocitoma.
  - Hipertiroidismo.

- Aldosteronoma.
- Somatostatinoma.
- Otros tumores endocrinos.

➢ Inducida por drogas o agentes químicos:
- Vacor.
- Pentamidina.
- Ácido nicotínico.
- Glucocorticoides.
- Tiazidas.
- Fenitoína.
- Otras.

➢ Infecciones:
- Rubéola congénita.
- Citomegalovirus.
- Coxsackie.
- Otras.

➢ Formas infrecuentes de diabetes inmunitaria:
- Síndrome del "hombre rígido".
- Anticuerpos contra el receptor de insulina.

➢ Otros síndromes genéticos que pueden asociarse a diabetes:
- Síndrome de Down.
- Síndrome de Klinefelter.
- Síndrome de Turner.
- Otros síndromes.

La ADA añade como categorías de riesgo incrementado para DM2 [4]:

❖ Intolerancia oral a la glucosa (IOG).
❖ Glucemia anómala en ayunas (GAA).
❖ Intolerancia oral a la glucosa y glucemia anómala en ayunas (IOG + GAA).

1.3-EPIDEMIOLOGÍA

La DM es considerada uno de los principales problemas de salud pública, social y económico a nivel mundial por su aumento progresivo en la incidencia, su elevada prevalencia, el número de muertes prematuras, la gran utilización de recursos sanitarios y el elevado coste económico; adquiriendo en los últimos años proporciones de epidemia [4].

Del total de DM conocida, la DM2 representa el 90-95%; pero se le estima un infradiagnóstico de al menos el 50% que hace necesario el cribado de la población [3,5].

1.3.1-INCIDENCIA

La OMS estimó que, en 2002, se producían a nivel mundial 190 nuevos casos por cada 100.000 habitantes al año, mostrándose según estudios realizados en diferentes países una incidencia que oscilaba entre 120 y 360 nuevos casos por cada 100.000 habitantes al año [6].

Según datos aportados por la IDF, la incidencia mundial de DM2 en la actualidad oscila entre 150 y 1900 nuevos casos por cada 100.000 habitantes al año [3].

En España, del análisis del estudio-guía basado en todos los estudios poblacionales se desprende que, la incidencia anual está comprendida entre 146 y 820 nuevos casos por cada 100.000 habitantes al año [6].

1.3.2-PREVALENCIA

1.3.2.1-DM / DM2

La OMS y la IDF estimaron la prevalencia mundial de la DM2 en el año 2000 en 151 millones, viéndose incrementada esta cifra en 2005 hasta en 171 millones [7]. Tan sólo cinco años después se ha alcanzado la cifra de 285 millones de afectados, lo cual supone el 6,6% de la población mundial comprendida entre los 20 y 79 años (Figura 1) [3].

Se espera que este número aumente en más de un 50% en los próximos veinte años si los programas de prevención no se ponen en práctica. Será el grupo poblacional de 60 a 79 años, el que va a representar el mayor crecimiento y se prevé que para el 2030 haya 438 millones de diabéticos, que supondrá el 7,8% de la población adulta mundial (Figura 2) [3].

En 2006, según el *Framingham Heart Study*, se estimó que la prevalencia de DM2 también continuaría incrementándose sustancialmente debido al marcado incremento de la obesidad infantil [8,9].

En los Estados Unidos (EE.UU.), la prevalencia de DM2 estimada en 2001 fue del 7,2% en blancos, 9% en hispanos, 11,2% en negros y tan significativa como el 35% en ciertos grupos nativos americanos como los indios *Pima* [3].

En Europa la prevalencia de DM supone el 8,5% de la población adulta en el 2010, estimándose alcance el 10% en 2030 [3].

En España, la situación epidemiológica de la DM2 fue revisada en julio de 2007 en el documento: "Estrategia en diabetes del Sistema Nacional de Salud", del Ministerio de Sanidad y Consumo. De acuerdo a dicho documento, la prevalencia estaba en torno al 6,5% en la población entre 30 y 65 años, si bien puede variar entre el 6% y el 12% [10]. Factores como el cambio de criterios diagnósticos, el envejecimiento poblacional, una menor mortalidad de diabéticos debida a los tratamientos o un aumento real de la incidencia, han podido influir en el aumento de la prevalencia en España hasta el 10-15 % a día de hoy [11].

Figura 1. Prevalencia estimada de DM2 en 2010 para población entre 20 y 79 años de edad [3]

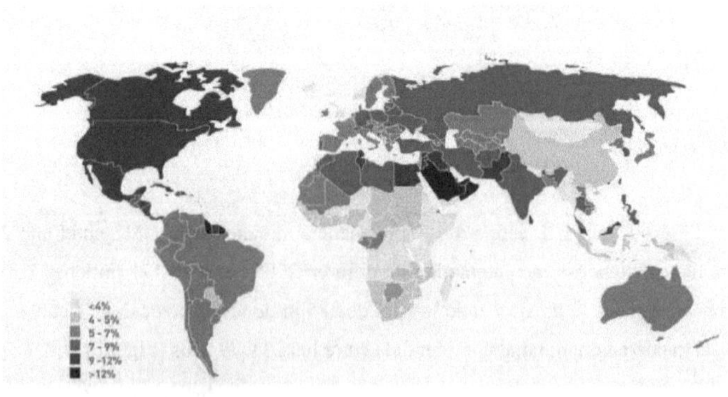

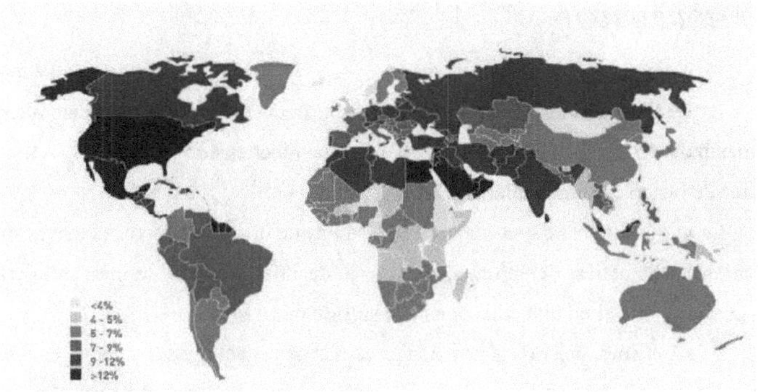

Figura 2. Prevalencia estimada de DM2 en 2030 para población entre 20 y 79 años de edad [3]

1.3.2.2-GAA / IOG

Según datos proporcionados por la IDF, la prevalencia mundial de IOG es de 344 millones de personas en todo el mundo, lo cual supone el 7,9% de la población adulta [3].

Será el grupo poblacional de 40 a 59 años el que sufrirá un mayor incremento y se estima que en 2030 esta cifra aumente a 472 millones, que supondrá el 8,4% de la población adulta mundial [3].

Se alcanzará pues una prevalencia similar a la de la DM; siendo un poco más elevada en países de África y el Pacífico Occidental y ligeramente inferior en América del Norte y el Caribe [3].

En EE.UU. se estima que al menos una cuarta parte de su población adulta presenta GAA, IOG o IOG + GAA [3].

En Europa la prevalencia de IOG en 2010 está en el 10,2% y se prevé alcance el 11% en 2030 [3].

En España, recientemente se ha llevado a cabo un estudio de corte transversal para determinar la prevalencia de DM2 y GAA, siendo del 10,7% en mayores de 14 años y llegando a superar el 30% en mayores de 70 años; mientras que la prevalencia de sólo GAA fue del 14,2% [12].

1.3.3-MORBILIDAD

La DM2 es una enfermedad que se asocia frecuentemente a obesidad, alteraciones del metabolismo lipídico y proteico; así como a hipertensión arterial (HTA) y a otros factores de riesgo cardiovasculares (FRCV) [13].

La morbilidad cardiovascular de la DM2 es de dos a cuatro veces mayor que la de población no diabética, debido a que el riesgo de infarto agudo de miocardio (IAM) en ellos es similar al del no diabético que haya sufrido un IAM previo [13].

Es así mismo, una de las principales causas de ceguera, insuficiencia renal terminal, neuropatía, amputaciones en adultos y complicaciones en los embarazos, tanto para la madre como para el feto o el recién nacido [13].

Las complicaciones crónicas de la DM2 son de tipo macroangiopática (cambios en vasos de mediano y gran calibre, más frecuentes en DM2) y microangiopática (cambios en vasos de pequeño calibre, más frecuentes en DM1), así:

- ❖ Macroangiopatía:

  Las enfermedades cardiovasculares presentes en la DM son la cardiopatía isquémica, enfermedad cerebrovascular y enfermedad arterial perférica (fruto de la ateroesclerosis acelerada). Siendo por ello necesario realizar desde el diagnóstico de la DM, un examen físico-cardiovascular y un electrocardiograma anual, junto con un control estricto de los FRCV [13].

  - La prevalencia de macroangiopatía en nuestro país oscila entre el 22% y 33% [10].

- ❖ Microangiopatía:
  - ➢ Retinopatía diabética: la cifra en el momento del diagnóstico supera el 30%, incrementándose por encima del 60% en el transcurso de veinte años [13].
    - En España es la segunda causa de ceguera y primera en edad laboral [10].
  - ➢ Nefropatía diabética: en torno al 20-40% de los pacientes con DM2 y microalbuminuria progresarán a nefropatía si no se realizan modificaciones en el tratamiento; mientras que el 20% de DM2 con veinte años de nefropatía progresarán a enfermedad renal en estadio terminal [13].

La ADA recomienda que en pacientes con DM1, a partir de los cinco años del diagnóstico y, en pacientes con DM2 a partir del mismo momento del diagnóstico, se realice un examen anual de orina para la detección de microalbuminuria [4].

- En nuestro país se describe una prevalencia de microalbuminuria del 23%, de proteinuria del 5% y de insuficiencia renal de entre el 4,8% y el 8,4% [10].

- Neuropatía diabética: se tratará en el capítulo 3, y se expondrá ampliamente su afectación autonómica en el capítulo 4.

1.3.4-MORTALIDAD

La DM se sitúa entre la cuarta y octava causa de muerte en los países desarrollados. En nuestro país ocupa la tercera posición entre las mujeres y la séptima entre los hombres [3].

Los diabéticos tienen una mayor mortalidad que los no diabéticos, siendo sus complicaciones las principales responsables de esta notoria diferencia y la macroangiopatía la primera causa, pues son las enfermedades cardiovasculares quienes representan el 50% o más de todas las muertes que genera esta enfermedad [3].

Aunque no todos los estudios identifican los mismos factores de riesgo para la mortalidad, éstos incluyen la edad al comienzo de la DM, el sexo, la duración de la DM y los FRCV como son el tabaquismo, HTA, hiperlipemia y sedentarismo [3].

En la DM2 la presencia de marcadores de riesgo y complicaciones, tales como son la microalbuminuria o la retinopatía tiene un riesgo más alto de mortalidad [3].

La IDF atribuye a la DM2 en 2010, cuatro millones de muertes en el grupo de edad comprendido entre los 20 y 79 años, lo que representa el 6,8% del total mundial por todas las causas de mortalidad y muestra un incremento del 5,5% respecto de las estimaciones para el año 2007 [3].

En España, la tasa de mortalidad de la DM2 oscila entre 12,75 y 30,37 muertes por 100.000 habitantes; aunque la tendencia sea descendente, las cifras absolutas de muertes han aumentado, debido sobre todo al envejecimiento de la población [10].

1.4-ETIOPATOGENIA

La DM2 es un trastorno metabólico complejo, de patogenia multifactorial y poligénica, que se asocia frecuentemente a obesidad, alteraciones del metabolismo lipídico y proteínico, así como con HTA y otros FRCV, siendo la vida sedentaria un nexo común para niños, jóvenes y adultos [14-16].

Existe un componente hereditario muy claro, sobre el que probablemente influyen diversos factores ambientales, como alimentación, sedentarismo, tabaco, alcohol, etc [16,17].

Hay una gran evidencia a favor de la existencia de una fuerte predisposición genética, como la concordancia para padecerla en gemelos idénticos, el aumento del riesgo en grupos familiares, 2-4 veces más en familiares de primer grado para padecerla, así como las diferencias entre grupos étnicos [17].

Si bien, se ha reconocido errores genéticos puntuales que explican la etiopatogenia de algunos casos, en la gran mayoría se desconoce el defecto, siendo lo más probable que existan alteraciones genéticas múltiples (poligénicas) [17].

La identificación de genes asociados con su desarrollo es particularmente difícil, pues los defectos genéticos enmarcados en la DM2 y en la resistencia insulínica (RI) no son en un único gen, sino que existe un cierto polimorfismo y muchos genes pueden verse involucrados: GLUT-1, GLUT-4, Hexoquinasa-II, Fosfofrutoquinasa, Glucógeno-sintetasa, Calpaína-10. Estos genes codifican proteínas implicadas en las señales post-receptor y para enzimas claves del metabolismo intermediario [18].

La DM2 se caracteriza, fisiopatológicamente, por dos hechos: la RI y el deterioro de la función de las células beta pancreáticas fruto de la gluco-lipotoxicidad (Figura 3) [19].

El primer evento en la secuencia que conduce a la DM2 es la RI, precediendo al inicio de la enfermedad en varios años y entendida por el Consenso del Grupo de Trabajo Resistencia a la Insulina de la Sociedad Española de Diabetes como: "la disminución de la capacidad de la insulina para ejercer sus acciones biológicas en los tejidos diana típicos, como son el músculo esquelético, el hígado o el tejido adiposo, y presumiblemente factor independiente para la enfermedad cardiovascular" [15].

Aunque no todos los sujetos con RI desarrollan DM2, se sabe que la RI es el factor predictivo más seguro para el desarrollo de la DM2 y que la mayor parte de estos pacientes y sus familiares de primer grado no diabéticos, la presentan [20].

De manera clásica se ha descrito que la RI podría deberse a una alteración situada a nivel pre-receptor, receptor o post-receptor, siendo ésta la más frecuente y la que explicaría la mayor parte de las alteraciones que forman este síndrome y la secreción inapropiada de ciertas hormonas contrainsulares aunque en los DM2 de corta evolución la respuesta contrarreguladora está conservada y por ellos la incidencia de hipoglucemias es mucho menor que en DM1 [20].

La RI, en una primera fase, está compensada por un aumento de la secreción pancreática de insulina (hiperinsulinismo compensatorio), que evita un incremento en la lipolisis y mantiene la situación de normoglucemia, al estimular la utilización periférica de glucosa y disminuir la producción de glucosa hepática [21].

Este mecanismo de hiperinsulinismo compensatorio se verá afectado con el avance de la enfermedad y es por ello que, al disminuir la secreción de insulina pancreática, aparecerá tanto una hiperglucemia progresiva, que será postpandrial en una primera fase y posteriormente, también en ayunas; como una mayor liberación de ácidos grasos libres [21].

El hecho de que la hiperglucemia postpandrial sea la alteración glucémica que acontece en primer lugar y que a diferencia de la alteración de la glucosa en ayunas, no se detecte en un análisis rutinario, motiva la necesidad de realizar como prueba de cribado/diagnóstico, un test de sobrecarga oral de glucosa (SOG) [21].

En la hiperglucemia postpandrial la mayor resistencia se observa a nivel muscular, al existir una menor respuesta de secreción insulínica por la célula beta pancreática; mientras que la glucosa basal elevada es fruto en gran medida de la resistencia hepática a la acción de la insulina [21].

Los estados que preceden, durante un tiempo variable y generalmente prolongado, a la DM2 clínica, llamados actualmente por la ADA [4]: "categorías de riesgo incrementado para la DM2", ejercen una acción deletérea sobre diferentes órganos, debido tanto al incremento de ácidos grasos libres circulantes como a la hiperglucemia, que empeoran la secreción y sensibilidad a la insulina; así como condicionan una mayor hiperglucemia (gluco-lipotoxicidad) [22].

La progresión desde la tolerancia normal hasta la diabetes franca es el resultado del deterioro gradual de la función de la célula beta pancreática [23,24].

Para que se inicie la enfermedad que tiene un carácter irreversible en la mayoría de los casos, debe asociarse a la RI un defecto en la célula beta pancreática [24].

Cabe destacar que en el momento del diagnóstico de la DM2 se ha perdido hasta un 50% de la función de dichas células beta y que tanto los individuos con IOG y los DM2 de corta evolución son hiperinsulinémicos [21,25,26].

Otros componentes relacionados con la RI y/o hiperinsulinemia son: la HTA, dislipemias, hiperuricemia, obesidad visceral, aumento de factores protrombóticos, defectos de la fibrinolisis y ateroesclerosis, que explicarían la presencia de lesiones macroangiopáticas y microangiopáticas en esta población y justificaría su detección precoz.

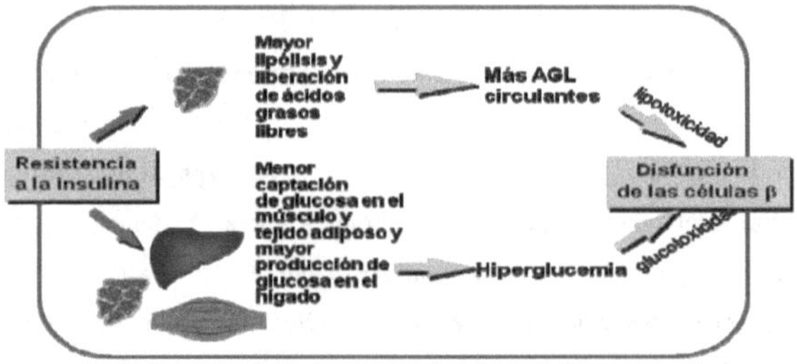

Figura 3. Fisiopatología de la DM2 [19]

1.4.1-DIABESIDAD

La tendencia al sedentarismo y los cambios en la dieta adoptados por las sociedades occidentales, dejando a un lado la tradicional dieta mediterránea, han incrementado vertiginosamente la prevalencia de la obesidad en las últimas décadas [25].

Del orden del 70% de la variación del índice de masa corporal (IMC) y de la cintura viene determinado genéticamente, lo que sugiere que la epidemia de obesidad y la posterior DM2 se debe principalmente a la influencia ambiental que afecta a personas susceptibles [26].

Es bien conocida la relación existente entre el desarrollo de obesidad y la aparición consecuente de DM2 (diabesidad): el acúmulo abdominovisceral de tejido adiposo se correlaciona con un riesgo cardiovascular aumentado y junto al sedentarismo que lo genera acentúan la RI. Esta RI de coexistir con una resistencia genética, produce una mayor exigencia al páncreas que explica la aparición de la DM2 y su mayor precocidad [27].

Cabe destacar que según el Consenso de 2007 de la Sociedad Española para el Estudio De la Obesidad (SEEDO) y concordando con los datos obtenidos en la última Encuesta Nacional de Salud: el 54,7% de la población española entre 25 y 64 años tienen exceso de peso; de los cuales el 39,2% presentan sobrepeso y el 15,5% obesidad [27,28].

No se ha de olvidar que para la población ≥ 65 años se estima una prevalencia de obesidad del 35% y que dicha problemática presenta un continuo crecimiento [27,28].

1.5-DIAGNÓSTICO

Al ser una enfermedad que presenta una larga fase asintomática y tener marcadores de riesgo clínico significativos puede ser identificada en cualquier momento de un amplio espectro de escenarios clínicos, que van desde un individuo de bajo riesgo que pasa a tener glucemias más elevadas en controles analíticos rutinarios, hasta aquel al que por la sintomatología específica presenta una alta sospecha de DM2 y se le realiza un test diagnóstico, llegándose al diagnóstico propiamente dicho.

El diagnóstico de la DM2 basado en la glucemia en ayunas en población adulta no gestante ha sido motivo de numerosos debates en las últimas décadas, lo que ha dado lugar a cambios en los conceptos y definiciones [4]:

- Modificación del punto de corte considerado como normal para la glucemia basal.
- La definición de nuevas entidades como es el caso de la GAA.
- Se ha cuestionado la necesidad de la SOG, unas veces con criterios puramente económicos y otras con base científica.
- Lograda la estandarización de la determinación de HbA1c y definida la correlación entre la glucemia media plasmática y la HbA1c se ha integrado dicha determinación entre los criterios ADA para el diagnóstico de DM2.

Los criterios para la realización de prueba de cribado/diagnóstico de DM2 en individuos adultos asintomáticos se exponen en la Tabla 1 [4].

Tabla 1. Criterios para la realización de prueba de cribado/diagnóstico para DM2 en individuos adultos asintomáticos:
❖ La realización de prueba debería ser considerada en todo aquel individuo con IMC mayor o igual a 25 kg/m2 y que posea uno o más de los siguientes factores de riesgo:
➢ Inactividad física.
➢ Familiar de primer grado con diabetes.
➢ Miembros de una población étnica de alto riesgo: afroamericanos, latinos, nativos de América, asioamericanos, las islas del Pacífico.
➢ Mujeres con hijos de 4 kg de peso o más al nacer o que fueron diagnosticadas de diabetes gestacional.
➢ Hipertensión arterial, entendida como mayor o igual a 140/90 o seguir tratamiento.
➢ Niveles de HDL colesterol menores de 35 mg/dL y/o niveles de triglicéridos mayores de 250 mg/dL.
➢ Mujeres con síndrome de ovario poliquístico.
➢ Otras condiciones asociadas con la resistencia a la insulina como son la obesidad severa o la acantosis nigricans.
➢ Historia de enfermedad cardiovascular.
❖ En ausencia de los criterios anteriormente descritos, la realización de prueba de screening debería ser planteada a todo aquel individuo que supere los 45 años de edad.
❖ En caso de que los resultados fueran normales, la prueba debería ser repetida a intervalos de tres años, acortándose en el tiempo en función de los resultados iniciales y el riesgo del individuo.

1.5.1-CATEGORÍAS DE RIESGO INCREMENTADO PARA DM2

Los individuos con GAA y/o IOG han sido tradicionalmente conocidos como "prediabéticos", indicando de este modo su elevado riesgo para desarrollar en un futuro DM2; no debiendo ser vistas por tanto, como entidades clínicas, sino más bien como factores de riesgo para desarrollar tanto DM2 como enfermedad cardiovascular, al asociarse a obesidad, dislipemia e HTA [29].

En 1997, el *Expert Committee on the Diagnosis and Classification of Diabetes Mellitus*, reconoció la existencia de un grupo intermedio de individuos cuyos niveles de GA ($\geq$ 110 mg/dL y < 126 mg/dL) eran demasiado elevados como para ser considerados normales, pero no llegaban a reunir criterio definitorio de DM2 [30].

Posteriormente, el *ADA Expert Committee* en 2003, estableció la GAA como aquella glucemia situada en un nivel $\geq$ 100 mg/dL y < 126 mg/dL en ayunas de al menos 8 horas, con el objetivo de hacer su prevalencia más comparable con la de la IOG (glucemia a las 2 horas de una SOG situada en un nivel $\geq$ 140 mg/dL y < 200 mg/dL, entendiendo por SOG una carga de glucosa que contenga el equivalente de 75 gramos de glucosa anhidra disuelta en agua) [29,30].

No obstante, tanto la OMS como otras organizaciones para la diabetes no adoptaron semejante cambio y mantuvieron el nivel para GAA en $\geq$ 110 mg/dL y < 126 mg/dL [31,32].

Al respecto de la HbA1c, la ADA de enero de 2010 contempla que valores entre 5,7% y 6,4% identifican individuos con alto riesgo para padecer DM2, así como enfermedad cardiovascular; prestando especial vigilancia en aquellos con HbA1c mayor de 6,0% al ser de muy alto riesgo y aquellos con HbA1c menor de 6.0% pero con otros factores de riesgo para desarrollar DM2 [4].

No obstante, hace hincapié en el hecho de que individuos con una HbA1c menor de 5,7% pueden estar también en riesgo, en función del nivel de HbA1c y de la presencia de otros FRCV concomitantes [4].

En la Tabla 2 se muestran los criterios ADA 2010 para el diagnóstico de las categorías de riesgo incrementado para DM2.

Tabla 2. Categorías de riesgo incrementado para DM2:
❖ GAA: glucosa plasmática en ayunas ≥ 100 mg/dL y < 126 mg/dL.
❖ IOG sin GAA: glucosa plasmática a las 2 horas de una SOG ≥ 140 mg/dL y < 200 mg/dL con glucosa plasmática en ayunas < 100 mg/dL.
❖ IOG + GAA: glucosa plasmática a las 2 horas de una SOG ≥ 140 mg/dL y < 200 mg/dL con glucosa plasmática en ayunas ≥ 100 mg/dL y < 126 mg/dL.
❖ HbA1c ≥ 5,7% y < 6,5%: realizada en un laboratorio empleando un método certificado por la National Glycohemoglobin Standardization Program (NGSP) y estandarizado por la Diabetes Control and Complications Trial (DCCT).
Nota: para las cuatro determinaciones el riesgo es continuo, extendiéndose por debajo del límite inferior del rango y pasando a ser desproporcionado en la proximidad de su límite superior.

1.5.2-DIABETES MELLITUS TIPO 2

Los criterios diagnósticos para la DM2 tradicionalmente utilizados han sido los definidos en 1979 por el *National Diabetes Data Group* (NDDG), que presta especial atención al inicio de síntomas/signos consecuencia de la hiperglucemia y define la diabetes en base a una glucemia en ayunas (GA) ≥ 140 mg/dL [29].

En 1997, el *Expert Committee on the Diagnosis and Classification of Diabetes Mellitus* estableció el punto de corte que definía el diagnóstico de DM2 en ≥ 126 mg/dL, al dar mayor protagonismo al inicio de las complicaciones crónicas microangiopáticas [30].

Con posterioridad, la OMS adoptó como buenos los criterios de 1997, pero defendió la realización de una SOG en aquellos casos de GAA con alta sospecha de DM2, definiendo la SOG como el *gold standard* para el diagnóstico de DM2 [31,32].

La ADA de enero de 2009 recogía tres criterios basados en la glucemia plasmática para el diagnóstico de DM2, no siendo válida la determinación de la HbA1c para esta finalidad dado su coste y principalmente por la falta de estandarización en su determinación y la incertidumbre sobre el umbral diagnóstico [33].

Fue finalmente en enero de 2010, cuando dando un paso más hacia adelante, la ADA propusiera la utilización de los niveles de HbA1c como elemento diagnóstico y estableciera como nuevo criterio la HbA1c mayor o igual a 6,5% [2], quedando definidos los criterios ADA 2010 para el diagnóstico de DM2, tal y como se exponen en la Tabla 3 [4].

Tabla 3. Criterios ADA 2010 para el diagnóstico de DM2:
❖ Síntomas de hiperglucemia y una determinación casual (al azar) de glucosa plasmática ≥ 200 mg/dL, definiendo casual como cualquier momento del día con independencia del tiempo transcurrido desde la última ingesta.
➢ Los síntomas clásicos de la hiperglucemia incluyen poliuria, polidipsia y pérdida de peso inexplicable.
❖ Glucosa plasmática en ayunas ≥ 126 mg/dL, definiendo ayunas como la no ingesta calórica de al menos ocho horas.
❖ Glucosa plasmática a las 2 horas de una SOG ≥ 200 mg/dL. La prueba debe realizarse según lo descrito por la OMS con una carga de glucosa que contenga el equivalente de 75 gramos de glucosa anhidra disuelto en agua.
❖ HbA1c ≥ 6,5%: realizada en un laboratorio empleando un método certificado por la NGSP y estandarizado por la DCCT.
Nota: los criterios 2 - 4 deben ser confirmados, en un día diferente, con el mismo u otro criterio, salvo en presencia de descompensación hiperglucémica franca.

2.-SISTEMA NERVIOSO AUTÓNOMO

2.1-DEFINICIÓN

El sistema nervioso autónomo (SNA), vegetativo o visceral, es un conjunto de estructuras neurológicas que se distribuye por todo el neuroeje, controlando gran diversidad de funciones viscerales y cuya función es la de mantener la homeostasis del organismo en respuesta tanto a las alteraciones del medio interno como a los estímulos exteriores, afectando directa o indirectamente a todos los órganos y sistemas [34].

Tiene un control parcial sobre la presión arterial (PA), la motilidad, las secreciones gastrointestinales, el vaciamiento de la vejiga urinaria, la sudoración, la temperatura corporal, la regulación del músculo cardiaco y muchas otras funciones viscerales [34].

De esta manera, el SNA lleva a cabo el control de la frecuencia y fuerza de contracción cardiacas, constricción y dilatación de los vasos sanguíneos, contracción y relajación del músculo liso en varios órganos tales como la vejiga y el intestino, acomodación visual, tamaño pupilar, sueño, así como la secreción de glándulas endocrinas y exocrinas; advirtiéndose su importancia absoluta cuando emociones, tóxicos, dolor o traumatismos estimulan el sistema límbico e hipotalámico, dando paso a alguna alteración en su función, que culmina en las llamadas disautonomías [34,35].

2.2-ANATOMÍA

El aspecto más notable de su anatomía consiste en que una parte principal del mismo, se encuentra fuera del sistema cerebroespinal, en la proximidad de las estructuras viscerales que inerva, pareciendo simbolizar la dependencia relativa entre este sistema y el cerebroespinal. Esta peculiaridad, que lo distingue del sistema nervioso central (SNC), es fruto de la presencia de dos neuronas eferentes, una (preganglionar) que se origina desde su núcleo en el tallo cerebral o la médula espinal y otra (postganglionar) que procede de ganglios periféricos especializados (Figura 4) [36].

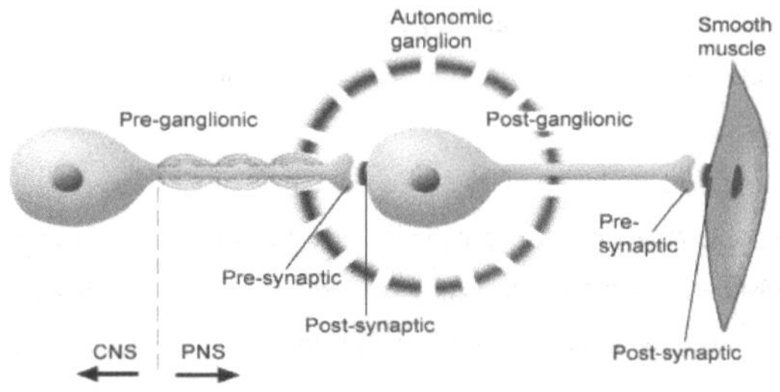

Figura 4. Esquema de un ganglio autonómico [36]

La actividad del SNA es regulada por neuronas del sistema límbico e hipotalámico (núcleo posterolateral para el simpático, núcleos medios y parte del núcleo anterior para el parasimpático) y otras zonas que reaccionan a diversos estímulos aferentes [35].

Tras la integración en las estructuras centrales de la información de ese tipo, se ajustan los impulsos eferentes del SNA para permitir la función de los grandes órganos y sistemas, con arreglo a las necesidades del organismo en su totalidad [37].

Las conexiones entre la corteza cerebral y los centros integradores del sistema SNA en el tallo encefálico coordinan la salida de impulsos de dicho sistema y las funciones psíquicas superiores [34].

El SNA es predominantemente eferente, de tal manera que sus nervios constituyen todas las fibras eferentes que abandonan el SNC, excepto aquellas que inervan el músculo esquelético.

También incluye algunas fibras aferentes, que transmitiendo información desde la periferia al SNC se encargan de mediar la sensación visceral, la regulación de reflejos vasomotores y respiratorios; como es el caso de los barorreceptores y quimiorreceptores del seno carotídeo y arco aórtico, importantes para el control del ritmo cardiaco, de la presión arterial y de la actividad respiratoria. Estas fibras aferentes son transportadas al SNC por nervios autonómicos principales como el nervio vago, el esplácnico o nervios pélvicos [36].

A menudo, el SNA funciona por medio de reflejos viscerales, es decir, las señales sensoriales que entran en los ganglios autónomos, la médula espinal, el tallo cerebral o el hipotálamo pueden dar lugar a respuestas reflejas adecuadas que son devueltas a los órganos para controlar su actividad. Reflejos simples terminan en el órgano interesado mientras que reflejos más complejos son controlados por centros autonómicos superiores como el hipotálamo [37].

Desde un punto de vista estrictamente anatómico, el SNA se divide en dos partes: la craneosacra o parasimpática y la toracolumbar o simpática; siendo esta rígida separación útil para propósitos descriptivos, si bien no es del todo sostenible desde el punto de vista fisiológico al no proporcionar una explicación completa de cada una de sus funciones homeostáticas [36].

Las neuronas preganglionares del sistema nervioso simpático (SNS) alojadas en el asta intermediolateral de los segmentos torácicos y lumbares, desde T1 a L3, emergen de la médula espinal por las raíces anteriores entre el primer segmento torácico y el segundo lumbar siguiendo el patrón de metamerización corporal, dando lugar a fibras preganglionares cortas mielinizadas que discurren por los ramos comunicantes blancos, con velocidad de conducción del impulso de 3-15 m/s, que hacen sinapsis con la neurona postganglionar en los ganglios periféricos especializados a nivel de la cadena simpática paravertebral.

Por delante del coxis, las dos cadenas parevertebrales se encuentran en un ganglio terminal y a nivel del cuello se distinguen tres ganglios: cervical superior a nivel de la bifurcación carotidea, cervical medio que es inconstante y cervical inferior o ganglio estrellado; siendo este último el encargado de la inervación autonómica simpática del corazón [36].

Las neuronas preganglionares de la división craneal del sistema nervioso parasimpático (SNP) alojadas en los núcleos viscerales del mesencéfalo, protuberancia y bulbo raquídeo salen del SNC a través del III, VII, IX y X pares craneales y las correspondientes a la división sacra localizadas en el cuerno lateral de los segmentos sacros segundo, tercero y cuarto lo hacen a través del segundo y tercer nervio sacro mediante fibras preganglionares largas, con velocidad de conducción del impulso de 3-15 m/s, e ignorando el patrón de metamerización corporal [36].

Las neuronas postganglionares situadas en ganglios fuera del SNC, tales como la cadena paravertebral bilateral o los ganglios impares de los plexos más periféricos, dan origen a las fibras postganglionares del SNA, caracterizadas por ser de pequeño calibre, no estar mielinizadas, presentar una velocidad de conducción lenta (< 2 m/s) y ser de corto trayecto para el SNP, permitiéndole ejercer una influencia circunscrita sobre el órgano blanco; mientras que para el SNS, las fibras postganglionares presentan las mismas características que las parasimpáticas pero siendo su trayecto mayor [36].

2.2.1-CLASIFICACIÓN DE LAS FIBRAS NERVIOSAS

Los nervios periféricos y sus raíces espinales están compuestos de diferentes tipos de fibras [38-40].

De acuerdo con diversos criterios, las fibras del sistema nervioso periférico se clasifican en base a tres sistemas diferentes:

- En la clasificación general los tipos de fibras se denominan con letras: A, B y C.
- En la clasificación de las raíces posteriores o aferentes las fibras se designan mediante números romanos: I, II, III y IV.
- Las fibras centrales o eferentes se clasifican empleando letras griegas: α, β, γ y δ.

La clasificación general se basa en el grosor de la fibra y en la velocidad de conducción, la cual está en relación directa con el diámetro de la fibra y con la longitud del espacio internodal. De modo que, a medida que aumentan estas dimensiones, también aumenta la velocidad de conducción.

- El grupo A se puede subdividir en cuatro subgrupos: alfa, beta, gamma y delta. Esta escala, que parte de las neuronas alfa, cuyos axones son los más intensamente mielinizados y con la más alta velocidad de conducción, termina con las neuronas delta, ligeramente mielinizadas y con una velocidad de conducción menor que la de todas las del grupo alfa.
    - Los grupos I (grosor de 12 a 20 μm y velocidad de conducción de 70 a 120 m/s) y II (espesor de 5 a 14 μm y velocidad de conducción de 30 a 70 m/s) de fibras aferentes, corresponden al subgrupo alfa del grupo A.
    - El grupo III de fibras aferentes corresponden al subgrupo delta del grupo A (calibre de 2 a 7 μm y velocidad de conducción de 12 a 30 m/s).

- Las fibras B son eferentes, preganglionares, mielinizadas y pertenecen al SNA; tienen un diámetro mayor de 4 μm y conducen a velocidades de 3 a 5 m/s.
- Las fibras C son amielínicas e incluyen los axones postganglionares simpáticos del SNA y las fibras aferentes amielínicas de los nervios periféricos y de las raíces posteriores (no hay que olvidar el pequeño tamaño de los axones postganglionares parasimpáticos, permitiéndole ejercer una influencia circunscrita sobre el órgano). Estas fibras están asociadas con todo el espectro de modalidades sensoriales al igual que las fibras A delta.

  Las fibras postganglionares simpáticas, pertenecientes al grupo C tienen un grosor que va de 0,3 a 1,3 μm, y velocidades de conducción de 0,7 a 2,3 m/s.

  Las fibras aferentes C miden de 0,4 a 1,2 μm de diámetro y tienen velocidades de conducción de 0,6 a 2,0 m/s, empezando como terminaciones nerviosas libres.

  - El grupo IV de fibras aferentes corresponden al grupo C (diámetro de 0,5 a 1 μm y velocidad de conducción de 0,5 a 2 m/s) [38-40].

2.3-FISIOLOGÍA

La mayor parte de los órganos son inervados por fibras provenientes de ambas divisiones del SNA; salvo las glándulas sudoríparas, los vasos sanguíneos somáticos y los folículos pilosos que sólo reciben fibras postganglionares simpáticas; así como la glándula suprarrenal que tan sólo tiene inervación preganglionar simpática [34-37].

Las respuestas a los estímulos simpáticos y parasimpáticos suelen ser antagónicas y reflejan interacciones finamente coordinadas dentro del SNC; los cambios resultantes en la actividad de los dos sistemas permiten el control más exacto de las respuestas de tipo autónomo, en comparación con lo que podría lograrse por la regulación de un sistema aislado [34-37].

El SNS al ser un sistema del comportamiento de huida o escape da prioridad a la aceleración y fuerza de contracción cardiaca, estimula la piloerección y sudoración, favorece y facilita los mecanismos de activación del sistema nervioso somático para la contracción muscular voluntaria oportuna, provoca la broncodilatación de vías respiratorias para favorecer la rápida oxigenación, propicia la vasoconstricción redirigiendo el riego sanguíneo a músculos, corazón y sistema nervioso, provoca la midriasis para la mejor visualización del entorno, vierte la glucosa en la sangre y estimula las glándulas suprarrenales para la síntesis y descarga adrenérgica [34-37].

Debido a todo ello ha sido llamado sistema ergotropo dinamógeno o hiperdinámico o liberador de energía [34-37].

Este sistema inhibe las funciones encargadas del reposo, de la conservación de la energía, como la peristalsis intestinal a la vez que aumenta el tono de los esfínteres urinarios y digestivos; y en el hombre da fin a la excitación sexual mediante el proceso de la eyaculación [34-37].

El SNP al ser un sistema de reposo da prioridad a la activación de las funciones peristálticas y secretoras del aparato digestivo y urinario al mismo tiempo que propicia la relajación de esfínteres; también provoca la broncoconstricción y secreción respiratoria; fomenta la vasodilatación para redistribuir el riego sanguíneo a las vísceras y favorece la excitación sexual; produce miosis al contraer el esfínter del iris y la de acomodación del ojo a la visión próxima al contraer el músculo ciliar [34-37].

Este sistema inhibe las funciones encargadas del comportamiento de huida para la preservación del individuo, propiciando la disminución de la frecuencia como de la fuerza de contracción cardiaca [34-37].

La activación del SNS produce una respuesta fisiológica difusa por reflejo masivo; fruto de que las fibras postganglionares son mucho más abundantes que las preganglionares (20:1 ó 30:1), de que una neurona preganglionar influencia un gran número de neuronas postganglionares distribuidas por diversos órganos, y de estar aumentada esta respuesta por la liberación de adrenalina por la médula suprarrenal [41].

Por el contrario, la distribución de fibras preganglionares y postganglionares en el SNP es de 1:1 ó 3:1, y una neurona preganglionar forma sinapsis con muy pocas neuronas postganglionares, lo que asociado a la proximidad de la sinapsis al órgano inervado, lleva a una respuesta discreta y limitada [41].

La acetilcolina es el neurotransmisor preganglionar del SNS y SNP (receptor colinérgico nicotínico), siéndolo también de las neuronas postganglionares parasimpáticas (receptor colinérgico muscarínico) [41].

La noradrenalina es el neurotransmisor de las neuronas simpáticas postganglionares, excepto las de tipo colinérgico que envían sus fibras a las glándulas sudoríparas ecrinas y quizás algunos vasos sanguíneos que llevan sangre a músculos de fibra estriada (receptor colinérgico muscarínico) [41].

2.3.1-INERVACIÓN AUTONÓMICA DEL CORAZÓN

El corazón está inervado tanto por el SNS como por el SNP (Figura 5), regulando su función cronotrópica (frecuencia) e inotrópica (contractilidad) [42].

Las fibras vagales cardiacas, se aproximan al ganglio estrellado de donde parten las fibras postganglionares simpáticas, uniéndose a ellas; de esta forma la inervación del corazón viene dada por un nervio mixto, compuesto por fibras preganglionares del SNP y postganglionares del SNS [42].

Las fibras preganglionares parasimpáticas (fibras B) se distribuyen principalmente en los nodos sinoauricular (SA) y auriculoventricular (AV) y en menor grado en las aurículas, teniendo muy poca o nula distribución en el miocardio ventricular [43].

Así, el principal efecto de la estimulación vagal es cronotrópico (con mínimo efecto inotrópico), mediante la disminución de la frecuencia cardiaca (FC) por disminución de la descarga del nodo SA y disminución de la excitabilidad de las fibras AV con retraso de la conducción del estímulo cardiaco. Un estímulo vagal muy intenso puede parar por completo el nodo SA y bloquear la conducción auriculoventricular [43].

Las fibras postganglionares simpáticas (fibras C) se distribuyen predominantemente por la superficie epicárdica ventricular, y penetran siguiendo a los vasos coronarios para situarse entre los miocitos, manteniendo la orientación de su eje largo [43].

Estas fibras inervan el corazón partiendo de los dos ganglios estrellados (Tabla 4): el derecho inerva principalmente el epicardio anterior y el septo interventricular, provocándose con su estimulación un aumento de la FC (efecto cronotrópico); mientras que el izquierdo inerva las caras lateral y posterior de los ventrículos, y su estimulación ocasiona un aumento de la PA media y de la contractilidad del ventrículo izquierdo (efecto inotrópico) sin causar un cambio sustancial de la FC [43].

Figura 5. Inervación autonómica del corazón [42]

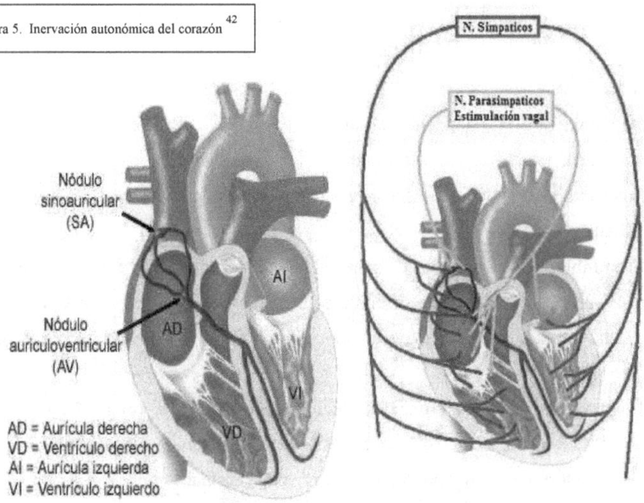

Tabla 4. Inervación simpática del corazón:
❖ Ganglio estrellado derecho - epicardio anterior y septo interventricular - efecto cronotrópico.
❖ Ganglio estrellado izquierdo - caras lateral y posterior de ventrículos - efecto inotrópico.

2.3.2-INERVACIÓN AUTONÓMICA DE CIRCULACIÓN PERIFÉRICA Y EL CONTROL DE LA PRESIÓN ARTERIAL

El SNS es, sin lugar a duda, el sistema de regulación más importante en la circulación periférica; mientras que el SNP ejerce sobre ella un efecto mínimo [37].

El tono vasomotor se mantiene por la acción constante del SNS, a partir del centro vasomotor a nivel del tronco encefálico, con el efecto aditivo de la adrenalina procedente de la médula suprarrenal [37].

Este tono mantiene a las arteriolas y vénulas en un estado de constricción parcial, teniendo así la posibilidad de vasoconstricción adicional o, por el contrario, de vasodilatación [37].

De no existir este tono, sólo podrían ejercer un efecto vasoconstrictor; sin disponer las arteriolas de la posibilidad de vasodilatación [37].

Los cambios en la constricción arterial se manifiestan como cambios de resistencia al flujo sanguíneo [37].

En cambio, el sistema venoso es un sistema de capacitancia y no de resistencia y el tono venoso produce una resistencia al flujo mucho menor que el sistema arterial y los efectos de la estimulación simpática aumentan la capacidad más que la resistencia del sistema venoso [37].

Como el sistema venoso funciona como un reservorio de aproximadamente el 80 % del volumen sanguíneo, pequeños cambios en la capacitancia venosa producen grandes cambios en el retorno venoso y por tanto en la precarga cardiaca [37].

Los reflejos del sistema cardiovascular, mediados por el SNA y endocrino, tienen un papel fundamental en el control de la PA y en su mantenimiento reflejo con los cambios de la posición corporal [36].

Los barorreceptores (receptores sensibles a la presión) conjuntamente con los quimiorreceptores (receptores sensibles a la presión parcial de O2, CO2 y al pH), localizados en el arco aórtico y en los cuerpos carotídeos (bifurcación carotidea), son sensibles a la reducción de la presión del pulso (la diferencia entre la presión sanguínea sistólica y diastólica); mientras que los que se encuentran en las cámaras cardiacas derechas y los vasos pulmonares responden más a las alteraciones del volumen sanguíneo [36].

Los barorreceptores del seno carotídeo responden con rapidez y son capaces de detectar cambios de un latido a otro, en contraste con los del arco aórtico que tienen una reacción más prolongada y discriminan sólo las modificaciones de la presión más elevadas y prolongadas [36].

Desde estos sensores los impulsos son transportados mediante fibras de pequeño calibre, con una ligera envoltura de mielina, hasta el centro vasomotor del tronco encefálico, por los nervios glosofaríngeo y vago respectivamente [36].

Un aumento de PA se traduce en un aumento de los impulsos que llegan al centro y esto ocasiona una inhibición del tono simpático, con predominio del tono parasimpático y el efecto final es una disminución de la FC y de la PA [36].

Si por el contrario la PA disminuye, la frecuencia de los potenciales generados por los barorreceptores disminuye, resultando en una disminución de los impulsos que llegan al centro vasomotor y que ocasiona una estimulación del tono simpático, con predominio del tono simpático [36].

La estimulación simpática también causa una estimulación de la médula suprarrenal con liberación de adrenalina y noradrenalina, que ocasiona un aumento adicional de la FC y de la contractilidad miocárdica [36].

2.3.3-INERVACIÓN AUTONÓMICA DE LA PIEL

En la piel, la dermis alberga los anejos del epitelio suprayacente (epidermis), entre los que se encuentran folículos pilosebáceos, uñas y dos tipos histológicos de glándulas sudoríparas (Figura 6):

- Las glándulas sudoríparas apocrinas:
  - Presentes en axilas, región anogenital y areolas mamarias.
  - Presentan un ovillo secretor situado profundamente en dermis o incluso hipodermis.
  - El epitelio secretor es cilíndrico simple, mostrando la llamada secreción por decapitación, característica de las células apocrinas.
  - No tienen inervación y se estimulan por agentes humorales.
- Las glándulas sudoríparas ecrinas:
  - Ampliamente distribuidas por la superficie cutánea.
  - Su densidad es máxima en palmas, plantas, frente y axilas.
  - Segregan el sudor: líquido hipotónico, incoloro e inodoro que desempeña un papel fundamental en la termorregulación, colabora en el mantenimiento del pH ácido de la superficie cutánea, la hidratación de la capa córnea y el equilibrio hidroelectrolítico.

➢ Emisión del sudor sobre la superficie cutánea, una vez exprimida la glándula tras contraerse sus células mioepiteliales.

➢ Inervadas por fibras postganglionares simpáticas (fibras C) siendo la acetilcolina su neurotransmisor.

A la piel llegan dos tipos de fibras motoras eferentes del SNS:

❖ Fibras postganglionares simpáticas adrenérgicas (fibras C): inervan las arterias (vasoconstricción), músculos arrectores (contracción, con la consiguiente "cutis anserina") y las células mioepiteliales de las glándulas sudoríparas ecrinas (excreción sudoral).

❖ Fibras postganglionares simpáticas colinérgicas (fibras C): inervan las glándulas sudoríparas ecrinas (llenado de las mismas).

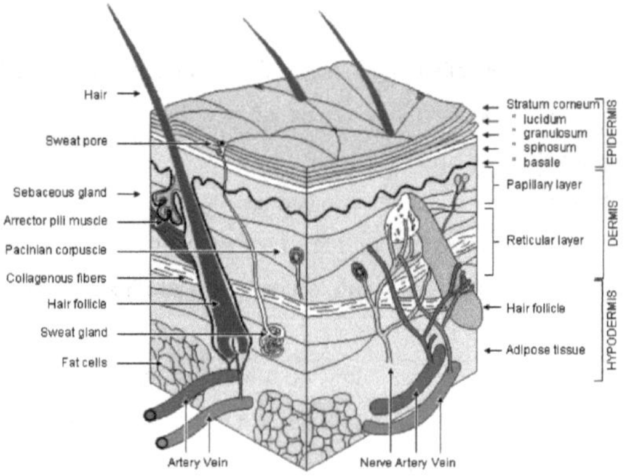

Figura 6. Sección de la piel de la planta del pie [44]

Las vías neurológicas exactas, responsables de la sudoración aún no se entienden totalmente por la complejidad que supone identificar rutas neuronales en el ser humano.

Fue a finales del siglo XIX y principios del XX, cuando se identificó la existencia de un centro termorregulador en la región hipotalámica del cerebro; y a mediados del siglo pasado, cuando se aceptó que la temperatura de la piel era más importante, que la temperatura del cuerpo en el control del sudor.

Hallazgos posteriores llevaron al desarrollo del concepto: "temperatura corporal media" como suma de fracciones de las temperaturas interna y de la piel, y que actualmente es empleado para expresar respuestas sudorales al ejercicio y a la exposición a temperaturas ambientales elevadas.

En el momento actual se acepta que, si bien la temperatura de la piel altera el sudor a través de mecanismos centrales, la tasa de sudoración se ve afectada por la temperatura local de las glándulas, vía mecanismos periféricos [44].

Aunque la función primaria de la mayoría de las glándulas sudoríparas es termorreguladora, las glándulas ecrinas en las palmas y plantas de los pies responden débilmente al calor y fuertemente a estímulos emocionales y autonómicos; mientras que en las glándulas de la frente, cuello y dorso de las manos ocurre lo contrario.

Se distingue por este motivo, dos tipos de sudoración:

- Termorreguladora: se produce en todo el cuerpo en respuesta a cambios térmicos ambientales.
- Emocional: confinada a las palmas, axilas y plantas de los pies.

Ambas tienen ritmos diferentes e independientes debido a sus centros motores distintos, aunque suelen interactuar. Por ejemplo, las condiciones térmicas influyen en el sudor de las palmas de las manos, que no aparece cuando la temperatura es baja [45].

El control de la sudoración termorreguladora es nervioso, no hormonal como la emocional, realizándose en el hipotálamo (área preóptica y anterior), que contiene neuronas termosensibles que desencadenan respuestas como la vasodilatación periférica o la sudoración ante el aumento de la temperatura corporal [46].

Los estímulos que se transmiten desde el hipotálamo se cruzan y viajan por los nervios localizados en el cuerno lateral contralateral de la médula espinal (Figura 7) [45].

A nivel periférico, dejan la médula espinal hacia el ganglio simpático, a través de la rama comunicante gris, del que se originan unos hilos nerviosos no mielinizados, las fibras postganglionares simpáticas del grupo C, que parten del ganglio por la rama comunicante blanca.

Al llegar a la glándula sudorípara ecrina, por acción de las fibras colinérgicas se produce el llenado de la glándula, y por acción de las fibras adrenérgicas se produce la contracción de las células mioepiteliales que rodean la glándula cargada de sudor y al exprimirla, da lugar al fenómeno de la sudoración [46].

La estimulación del SNP, y por tanto de las fibras parasimpáticas, no afecta a las glándulas sudoríparas ecrinas.

Sin embargo, las fibras colinérgicas que las inervan son activadas por centros en el hipotálamo que se consideran habitualmente parasimpáticos.

Por ello, la sudoración podría considerarse una función parasimpática, aunque es controlada por fibras que se distribuyen a lo largo del sistema simpático [37].

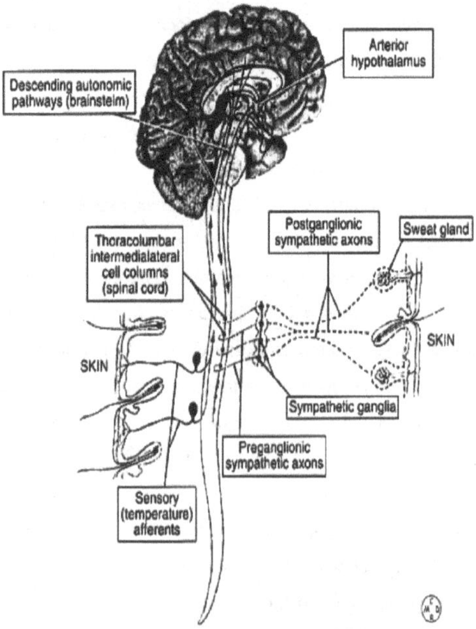

Figura 7. Anatomía funcional de las vías sudomotoras [45]

2.3.3.1-RELACIÓN ENTRE LA ACTIVIDAD SUDOMOTORA Y VASOMOTORA

Los nervios cutáneos simpáticos incluyen los siguientes tipos de fibras: vasoconstrictoras, vasodilatadoras, sudomotoras y pilomotoras; aunque la evidencia de la existencia de estas últimas ha sido indirecta, pues no se ha identificado su impulso en registros microneurográficos.

- Impulsos sudomotores: a medida que el cuerpo se calienta, el flujo de sangre cutáneo es controlado por pequeñas variaciones de las actividades nerviosas vasoconstrictora (anulación progresiva) y vasodilatadora (activación progresiva); del mismo modo que se produce un incremento en la actividad sudomotora termorreguladora, apareciendo el sudor [46].

  De tal manera que, en entornos termoneutros o fríos no debería registrarse tráfico sudomotor espontáneo de origen termorregulador. En el supuesto de producirse sudor en estas condiciones, sería por reacciones emocionales y/o autonómicas mediante la co-activación de las fibras vasodilatadoras y sudomotoras, sin poder distinguir los impulsos en la descarga (Figura 8).
- Impulsos vasocontrictores: en entornos termoneutros, las fibras vasoconstrictoras mantienen una actividad tónica. La frecuencia de sus descargas se incrementa con el enfriamiento del cuerpo y se produce una vasoconstricción sostenida. La latencia entre la descarga neural y el comienzo de la vasoconstricción varía dependiendo del lugar de registro; pero en general, es mayor que la latencia de la respuesta sudomotora simultánea en la misma región cutánea, en conformidad con el hecho de que las fibras sudomotoras tienen una velocidad de conducción más elevada que la de las vasoconstrictoras.

  En sujetos en reposo a una temperatura ambiente confortable, la actividad simpática espontánea en nervios que se dirigen a manos y pies consiste en descargas esporádicas e irregulares en frecuencia y duración, que tras una breve latencia, son seguidas por reducciones transitorias del flujo sanguíneo cutáneo sin cambios concomitantes de la respuesta sudomotora, de lo que se deduce que estos nervios están dominados por impulsos vasoconstrictores [47].

- Impulsos vasodilatadores: no hay clara evidencia de la existencia de fibras vasodilatadoras individuales, pero en registros microneurográficos se ha detectado que, en respuesta a un incremento suave de la temperatura, se detecta actividad vasodilatadora sincronizada con la sudomotora.

  Además, el hecho de que puede ocurrir vasodilatación en ausencia de co-activación sudomotora, sugiere que los nervios cutáneos contienen fibras vasodilatadoras específicas que a menudo, pero no siempre, se disparan de forma síncrona con las fibras sudomotoras.

  La actividad vasodilatadora no manifiesta tono en reposo y solo se produce ante incrementos de la temperatura corporal. Sin embargo, una vez activada, es responsable de entre el 80 y el 90 % del incremento del flujo sanguíneo que se produce en condiciones de hipertermia. La actividad vasodilatadora actúa mediante un mecanismo que implica co-transmisión colinérgica, aunque la acetilcolina no es el mediador principal.

  Todas estas observaciones han llevado a plantear si las fibras sudomotoras y las vasodilatadoras son las mismas, pero este dilema sigue abierto [47-48].

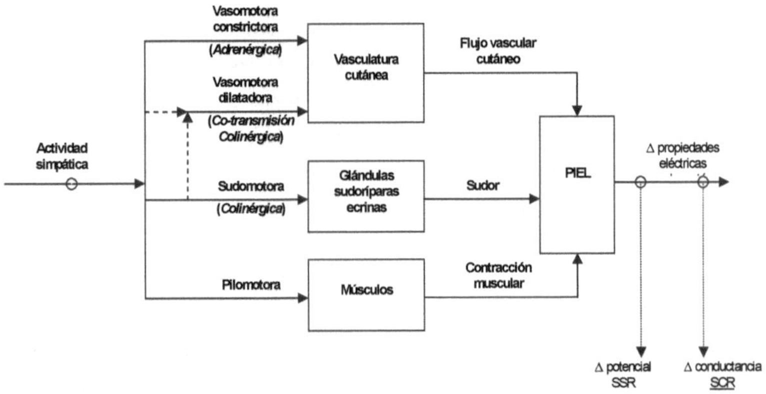

Figura 8. Efecto de la actividad simpática sobre los correspondientes elementos implicados en la función termorreguladora

2.4-ESTUDIO FUNCIONAL

Se trata de pruebas sencillas pero informativas que permiten orientar mejor las impresiones clínicas y descubrir anomalías de la función vegetativa.

Por lo general, se requiere una combinación de pruebas, ya que algunas son particularmente sensibles a las anomalías de la función simpática y otras a la función parasimpática o barorreceptora aferente [36,49].

No hay que olvidar que serán los estudios neurofisiológicos y anatomopatológicos quienes confirmen el diagnóstico aportado mediante estudio funcional de disautonomía.

2.4.1-PRUEBAS CLÍNICAS PARA LA EVALUACIÓN DE LA FUNCIÓN AUTONÓMICA CARDIOVASCULAR [49]

Para la evaluación del estado funcional de la regulación autonómica cardiovascular, se deben tener en cuenta tres elementos básicos:

- El estado funcional basal del individuo que se somete a la prueba.
- La estimulación utilizada para obtener una respuesta funcional del SNA sobre el sistema cardiovascular.
- Los parámetros o indicadores que pretendemos emplear para medir las respuestas del sistema cardiovascular.

Entre los diferentes estímulos empleados para testar el funcionamiento de la regulación autonómica cardiovascular destaca *el estado de reposo basal en la posición de sentado o en decúbito*, que aunque propiamente hablando no se trate de una estimulación, en realidad debe considerarse como tal, y resulta el elemento más importante a tener en cuenta pues las respuestas se contrastarán con esta situación, llamada "control" [49].

- Los cambios posturales constituyen los estímulos más empleados, entre los que destacan: la adopción activa de la posición bípeda desde el decúbito o la posición de sentado, la adopción de la posición de sentado o decúbito desde la posición bípeda, la adopción pasiva mediante el uso de mesa basculante de la posición bípeda desde el decúbito supino o la posición de sentado, la

- El movimiento corporal es otro importante estímulo que desencadena respuestas adaptativas cardiovasculares mediadas por el SNA.
  - El ejercicio dinámico: cuclillas, carrera o trote en su sitio, subir y bajar escalones, bicicleta ergométrica, tapiz rodante.
  - El ejercicio estático: mantenimiento de la fuerza de contracción de la mano con una intensidad determinada y tiempo dado, sostener un peso con una extremidad por un tiempo dado.
  - La falta de ejercicio, hipodinamia, constituye una importante prueba para evaluar a los cosmonautas y pilotos de combate.
- Los estímulos respiratorios; tales como son la apnea forzada en inspiración, apnea por inmersión de la cabeza, inspiración profunda brusca, maniobra de Valsalva, respiraciones rítmicas, lentas y profundas, respiración controlada en ritmo e intensidad, respiración de mezclas de aire con diferente contenido de oxígeno o de carbónico, hiperventilación.
- Los estímulos térmicos: aplicación de compresas heladas en piel de la cara, inmersión de manos en agua a temperatura de hielo fundente, calentamiento de una extremidad.
- Los cambios de presión atmosférica, tales como el hiperbarismo en cámaras de descompresión, cámara hipobárica para similitud de altitud, estancias en zonas de elevada altitud, aplicación de presión negativa sobre la mitad inferior del cuerpo, presión negativa sobre la región cervical.
- El estrés psíquico: cálculos aritméticos rápidos, tareas de discriminación de estímulos, creación de situaciones profesionales simuladas de premisas de accidentes, observación de imágenes de contenido emocional intenso.
- Las pruebas farmacológicas, tales como el bloqueo atropínico, bloqueo con beta-bloqueantes, bloqueo consecutivo atropínico y de beta-bloqueantes, uso de vasodilatadores potentes como el nitrato de amilo o el uso de fenilefrina, constituyen un potente estímulo [49].

2.4.1.1-BATERÍA DE EWING

A pesar de la gran cantidad de pruebas autonómicas, Ewing y cols. establecieron que era suficiente la información que se obtenía con la realización de su batería de pruebas, para concluir diagnósticos precisos de disautonomía en más del 90% de las situaciones [50].

Se ha de tener siempre presente a la hora de interpretar estas pruebas la compleja inervación autonómica que presenta el corazón para regular su función cronotrópica; dándose:

- Predominio del SNP inervando los nodos SA y AV, que logra disminuir la FC por disminución de la descarga del nodo SA y disminución de la excitabilidad de las fibras AV con retraso de la conducción del estímulo cardiaco.
- Escasez del SNS con tan sólo fibras procedentes del ganglio estrellado derecho inervando el epicardio anterior y el septo interventricular, y que provoca un aumento de la FC; ya que las fibras del ganglio estrellado izquierdo inervan las caras lateral y posterior de los ventrículos, sin causar su estimulación cambio sustancial en el cronotropismo, aunque no así en el inotropismo cardiaco.
- Participación de ambos sistemas en la función cronotrópica cardiaca, viéndose reflejados en todas las pruebas autonómicas, aunque en cada una de las mismas destaque uno sobre otro.

2.4.1.1.1-PRUEBAS PARA VALORACIÓN DE DAÑO FUNCIONAL CARDIOVASCULAR PARASIMPÁTICO [50]

- *Variación del ritmo cardiaco con la inspiración profunda* (arritmia sinusal): mientras que con la inspiración superficial existe taquicardización, al realizar una inspiración profunda se produce una bradicardización. La respuesta de la FC durante la inspiración profunda es influenciada en gran parte por el SNP.
- *Variación del ritmo cardiaco durante una respiración lenta y controlada*: al estar respirando a una frecuencia regular de seis ciclos respiratorios por minuto, permite controlar la arritmia sinusal. En estados de normalidad el ritmo cardiaco varía

continuamente, dependiendo esta variación de la integridad de la inervación parasimpática y es más pronunciada a frecuencias cardiacas bajas, durante la inspiración profunda y en los pacientes más jóvenes.

- *Respuesta del ritmo cardiaco a la maniobra de Valsalva*: es un arco reflejo complejo en el que participan vías simpáticas y parasimpáticas al corazón, al árbol vascular, y a los barorreceptores. Conlleva cambios hemodinámicos que involucran al ritmo cardiaco, la PA y el flujo sanguíneo cerebral.

  En condiciones normales se observan cuatro fases:

  - Fase I: se caracteriza por aparecer hipertensión discreta y breve que coincide con la inspiración profunda y de este modo bradicardización. Se atribuye a la compresión aórtica producida por el aumento de la presión intratorácica.
  - Fase II: se produce una caída progresiva de la presión sistólica y diastólica y de la frecuencia de pulso, debido a la disminución del retorno venoso y por tanto del gasto cardiaco. El efecto sobre los barorreceptores consiste en taquicardia refleja y, en menor grado, vasoconstricción periférica al predominar la influencia simpática.
  - Fase III: comprende el período inmediatamente después de concluir la espiración y remitir la hipertensión intratorácica. Se manifiesta por una caída brusca de la PA y de la frecuencia del pulso.
  - Fase IV: posteriormente y de forma progresiva, el retorno venoso, el volumen por contracción y la PA se elevan a niveles por encima de los basales. Durante el rebote hipertensivo los reflejos de los barorreceptores originan disminución de la FC por debajo de la frecuencia basal al predominar la influencia parasimpática.

- *Respuesta inmediata del ritmo cardiaco a los cambios posturales:* durante el cambio postural desde el decúbito supino a la bipedestación se produce un característico, rápido e inmediato incremento del ritmo cardiaco, en respuesta a una ligera caída de la PA, máximo sobre el 15° latido tras pasar a la bipedestación, seguido de una bradicardia que alcanza su máximo en el 30° latido.

2.4.1.1.2-PRUEBAS PARA VALORACIÓN DE DAÑO FUNCIONAL CARDIOVASCULAR SIMPÁTICO [50]

- *Contracción muscular isométrica sostenida (sustained handgrip test - SHGT)*: se produce un importante incremento de la PA por aumento del gasto cardiaco, dependiente del ritmo cardiaco sin cambios en la resistencia vascular periférica. Normalmente se produce un aumento de la PA diastólica $\geq$ 16 mmHg y de la FC.
- *Respuesta inmediata de la PA a los cambios posturales:* al permanecer en bipedestación, el acúmulo de sangre en las piernas causa una caída de la PA, siendo rápidamente corregida por una vasoconstricción periférica ocasionada por un aumento de noradrenalina. Cuando un individuo pasa del decúbito supino a la bipedestación, la PA no suele modificarse, pero en un tercio de sujetos la PA sistólica desciende de 10 a 15 mmHg y la PA diastólica puede elevarse o descender 5 mmHg, siendo considerada esta variación dentro de la normalidad.

2.4.1.2-PARÁMETROS ELECTROCÁRDIOGRÁFICOS

Los parámetros o indicadores más frecuentemente utilizados para evaluar cuantitativamente la respuesta cardiovascular son derivados de las variaciones de la PA y del electrocardiograma (EKG), en particular de las variaciones asociadas a los intervalos RR y QT que guardan relación con la actividad cronotrópica e inotrópica cardiaca, respectivamente.

- El intervalo RR se corresponde con el período de tiempo comprendido desde el comienzo de un complejo QRS hasta el comienzo del siguiente complejo QRS, dado en segundos. El intervalo RR mide el período cardiaco, y su inverso mide la FC; mientras que el análisis de la serie temporal RR permite cuantificar y caracterizar la variabilidad del ritmo cardíaco.

  Ya en el año 1920, estudios realizados por Bazett encontraron que la FC media en mujeres era entre tres y cinco latidos por minuto superior a varones por predominio simpático e influencia hormonal [51].

- El intervalo QT refleja la duración de los procesos de despolarización y repolarización ventricular; pero debido a que la repolarización es mucho más prolongada, y a que las variaciones que se producen en la despolarización son mínimas (salvo por la aparición de bloqueos de rama del haz de His), se considera que los cambios en el intervalo QT reflejan alteraciones en la repolarización.

  A nivel global, el epicardio presenta el potencial de acción más corto en duración al ser el último en despolarizarse pero el primero en repolarizarse; mientras que el potencial de acción del endocardio es intermedio.

  La clave reside en las diferencias regionales de la duración del potencial de acción de las células miocárdicas, al poseer el potencial de acción más largo y guardar cierto parecido, desde el punto de vista electrofisiológico y farmacológico, con las células de Purkinje.

  La señal del intervalo QT es la suma de la duración de sus potenciales de acción.

  El intervalo QT puede ser medido mediante el método umbral, en el que el final de la onda T está determinado por el punto en el que se une a la línea isoeléctrica; o mediante el método tangente, en el que el final de la onda T está determinado por la intersección de una línea extrapolada en la línea isoeléctrica y la línea tangente que toca la parte final de la onda T en el punto más inferior.

  La onda U (pequeña onda positiva hacia el final de la onda T) no ha de incluirse en la medición del intervalo QT, a no ser que esté fusionada con la onda T.

  Es importante seleccionar para su medición, una derivación con ondas T bien definidas y a ser posible sin ondas U fusionadas.

  La duración del intervalo QT se encuentra influida por muchos factores, particularmente por la FC y por su modulación autonómica; de ahí la problemática de su corrección.

  - SNS y las maniobras que acorten el potencial de acción de las células miocárdicas (aumentando la FC), acortan el intervalo QT.
  - SNP y las maniobras que alargan el potencial de acción de las células miocárdicas, prolonga el intervalo QT.

  Durante décadas se ha sugerido que el intervalo QT debe ser corregido por la FC, dando lugar al intervalo QT corregido (QTc) para la comparación entre sujetos.

La corrección estándar usa la fórmula de Bazett [51]:

$$QTc = \frac{QT}{\sqrt{RR}}$$

El valor normal del intervalo QTc está entre 300 y 440 milisegundos (450 ms en mujeres).

Se considera valor limítrofe, si existe una prolongación del intervalo QTc entre 440/450 ms y 470/480 ms.

Un intervalo QTc superior a 470 ms en varones y 480 ms en mujeres, sin toma de medicación que lo justifique, ni otros factores que alteren el ritmo cardiaco, se considera intervalo QTc prolongado.

Esta fórmula no suele ser muy exacta, sobrevalorando a frecuencias altas e infravalorando a frecuencias bajas. Además, supone que existe una relación fija entre el intervalo QT y la FC, y que la adaptación del primero a la segunda es idéntica en diferentes individuos.

Actualmente se tiene constancia de que las variaciones del intervalo QT, de la FC y del intervalo PR son dependientes del SNA, pero no entre sí.

Del mismo modo se conoce que, la adaptación del intervalo QT a las variaciones de la FC puede estar influida por diversos factores, como son el nivel de estrés, las demandas físicas, el tono autonómico o los factores hormonales [52,53].

El intervalo QT se prolonga con la edad, en particular después de los 50 años y es más largo en mujeres adultas que en varones adultos, posiblemente por la variación en la concentración de hormonas sexuales, que modula específicamente los canales iónicos de calcio y potasio, e incrementa la respuesta de los receptores beta-adrenérgicos.

El hecho de que en los varones durante la adolescencia, etapa en la que se produce un aumento de hormonas sexuales masculinas (andrógenos), se detecte un acortamiento del intervalo QTc, habla a favor del efecto directo que ejercen las hormonas sobre la fisiología de los canales de membrana que intervienen en la repolarización cardiaca.

No sólo las hormonas sexuales sino también factores extragonadales contribuyen a que se prolongue el intervalo QTc; ya que tanto las mujeres más jóvenes como las más mayores (postmenopáusicas) presentan intervalos QTc mayores.

También el intervalo QTc se ve afectado por el ciclo sueño/vigilia; de modo que el predominio de la actividad parasimpática durante el sueño, con una menor FC, prolonga este cardio-intervalo.

Otras fórmulas para el cálculo del intervalo QTc:

- Hodges: QTc = QT + 1,75 (FC - 60); sobreestima el QT.
- Fridericia: QTc = QT/(RR)0,33; infraestima el QT.
- Framingham: QTc = QT + 0,154 (1 - RR); infraestima el QT.

La dispersión del intervalo QT (QTd) es la diferencia entre el máximo y el mínimo intervalo QT en un EKG de 12 derivaciones, y su valor normal es inferior a 80 ms.

2.4.2-PRUEBAS CLÍNICAS PARA LA EVALUACIÓN DE LA FUNCIÓN AUTONÓMICA SUDOMOTORA

2.4.2.1-SKIN CONDUCTANCE RESPONSE (SCR)

Se denomina *conductancia eléctrica de un conductor* a la inversa de la oposición que dicho conductor presenta al movimiento de los electrones en su seno, esto es, a la inversa de su resistencia eléctrica. Se representa generalmente por la letra G y su unidad de medida en el Sistema Internacional de Unidades es el Siemens (S) [54].

Ante un estímulo cualquiera que genere una respuesta autonómica, se produce una respuesta a través de las fibras simpáticas colinérgicas que inervan las glándulas sudoríparas ecrinas.

Esta repuesta nerviosa ocasiona una repuesta electrodérmica sudomotora, fruto del llenado glandular, que se traduce en un cambio de la conductancia eléctrica de la piel.

Maniobras fisiológicas como la inspiración profunda, la respiración controlada, la maniobra de Valsalva, el paso activo al ortostatismo o la contracción muscular isométrica sostenida, también evocan una respuesta electrodérmica al generar ráfagas de actividad autonómica simpática.

Los cambios en la impedancia de la piel tienen una correlación directa con la actividad de las glándulas sudoríparas ecrinas; mientras que las características de la conductancia de la piel son consideradas pasivas [55].

Al estar basada su evaluación en la reacción del tejido a un estímulo aplicado externamente (corriente continua en el caso de SCR y SCL), estas medidas se clasifican como exosomáticas.

La medición de la actividad electrodérmica cuantifica dos tipos de actividad: tónica y fásica, cuyos efectos se superponen en la señal registrada.

El grado de conductancia tónico varía lentamente a lo largo de minutos u horas y está relacionado con el nivel general de alerta del sujeto; lo que motiva que se hable del nivel de conductancia de la piel (SCL: *Skin Conductance Level*).

El componente fásico se denomina respuesta de conductancia de la piel (SCR: *Skin Conductance Response*) y consiste en cambios rápidos, en el orden de segundos, bajo la forma de incrementos y retornos al nivel tónico.

La conductancia de la piel está relacionada con la actividad de las glándulas sudoríparas, inervadas por los nervios sudomotores simpáticos, y refleja la apertura y cierre de los conductos del sudor y poros en la piel; de tal modo que, cuando el sudor llena los poros, el corneum relativamente resistente se vuelve más conductor.

Entre los factores que influyen en la impedancia de la piel están la condición de la misma y la densidad de glándulas sudoríparas, ocasionando que se obtengan resultados diferentes dependiendo del lugar y duración de la medida; así como de la temperatura cambiante.

Además, la conductancia depende de la distancia entre los puntos de aplicación de los electrodos, incluso para sujetos con la misma conductividad cutánea.

También debe tenerse en cuenta que las medidas de impedancia o admitancia son magnitudes complejas, puesto que los biomateriales, además de ofrecer resistencia al paso de la corriente, inducen un desfase entre esta y el voltaje en el dominio temporal [56].

Al medir la conductancia eléctrica de la piel antes, durante y después de un estímulo que genere una repuesta autonómica, observamos una curva que muestra la respuesta sudomotora con las siguientes características (Figura 9) [57]:

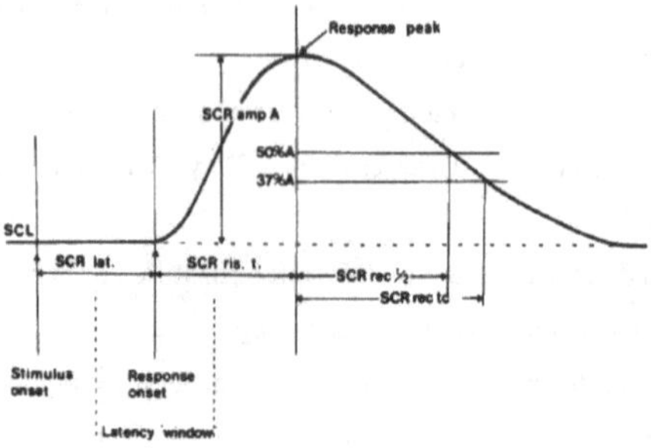

Figura 9. Parámetros en el registro de la SCR ante un estímulo [57]

- ❖ Nivel tónico (SCL): se registra antes y después de producirse el estímulo y corresponde a la situación en la que la membrana plasmática de la glándula sudorípara permanece en reposo.

  A este estado le corresponde una conductancia que denominamos nivel tónico y que tiende a no ser estable.
- ❖ Respuesta fásica (SCR): cambio temporal de la conductancia que parte del nivel tónico para volver al mismo y que está asociado a un evento.

  Está integrada por distintas ramas:
  - ➢ Rama ascendente, cuyo vértice se corresponde con el máximo llenado glandular y que siempre es mayor del esperado, fruto del fenómeno de *overshoot.*
  - ➢ Rama descendente, integrada por un descenso rápido, que corresponde al equilibrio de los potenciales químicos (se logra de este modo que tanto glándula sudorípara como líquido extracelular alcancen el mismo nivel), y un descenso lento hasta alcanzar SCL, que se corresponde con la reabsorción del sodio (y H_2O) desde el conducto sudoríparo por transporte activo contenido al líquido extracelular.

2.4.2.2-SYMPATHETIC SKIN RESPONSE (SSR)

La SSR comenzó a utilizarse en los laboratorios de electrofisiología a raíz de la publicación de Shahani y cols. en 1984; siendo conocida en el ámbito de la neurofisiología clínica como *Peripheral Autonomic Surface Potencial* [58].

La terminología actual para el uso de la respuesta del potencial de la piel en la práctica médica ha adoptado el planteamiento de Shahani y cols, y se ha acuñado el término *Sympathetic Skin Response* (SSR) [58].

La SSR se genera de forma independiente a la actividad simpática muscular, a través de un complejo reflejo somatosimpático con componentes espinal, bulbar y suprabulbar y sin haberse observado ritmicidad cardiaca obvia, ni una influencia evidente del barorreceptor.

Un estímulo de alerta o una inspiración profunda, genera una ráfaga intensa de actividad simpática cutánea pero la actividad simpática muscular no cambia y los mismos efectos se pueden observar frente a estímulos emocionales [45].

Para un sujeto dado, la amplitud y, en menor medida, la latencia de la SSR son altamente variables. La amplitud es consistentemente mayor ante una inspiración profunda, que ante un estímulo eléctrico y en los miembros superiores mayor que en los inferiores; mientras que, la latencia es más corta es los miembros superiores independientemente del tipo de estímulo [59].

La SSR puede ser evocada por diversos tipos de estímulos:

- Eléctrico: el más empleado por su repetibilidad y facilidad para ajuste de su intensidad.
- Auditivo: un sonido instantáneo con una intensidad de 65-105 dB.
- Respiratorio: con el inconveniente para determinar el instante exacto de comienzo del estímulo.
- Magnético.

Esta respuesta es mediada por diferentes vías aferentes y evocada por impulsos que se originan en un área diferente a la que se produce la respuesta. Su medición depende del sitio, del tipo de estímulo utilizado para iniciar el reflejo y se asume que la parte aferente del arco reflejo es selectiva e independiente de las vías sensoriales somáticas [60,61].

2.4.2.3-QUANTITATIVE SUDOMOTOR AXON REFLEX TEST (QSART)

El QSART se trata de un test sofisticado y protocolizado, disponible prácticamente sólo en los laboratorios especializados en el estudio de trastornos autonómicos, y que sirve para el estudio del nivel postganglionar.

Consiste en administrar acetilcolina al 10% y, mediante iontoforesis, estimular la producción de sudor, siendo medida por métodos cuantitativos.

Consta de tres partes, en las que se miden: la temperatura de la piel en reposo, la sudoración en reposo y la sudoración estimulada.

La medición se realiza en cuatro zonas (el antebrazo distal, región proximal de la cara lateral de la pierna, región distal de la cara medial de la pierna y el dorso del pie), colocando una pequeña cápsula de plástico en la piel, para determinar la temperatura y la cantidad de sudoración.

El sensor consiste en una cápsula con dos compartimentos: en uno se realiza iontoforesis con pilocarpina, y por el otro circula nitrógeno seco, que se mezcla con el sudor evaporado y se mide en un sudorómetro.

Si la lesión es postganglionar, no se produce sudoración ni piloerección; mientras que en las lesiones preganglionares, persiste la sudoración y la piloerección en las regiones vecinas, en virtud de un reflejo axónico [46].

2.4.2.4-THERMOREGULATORY SWEAT TEST (TST)

El TST evalúa completamente la vía termomoduladora sudomotora, utilizando como esímulo la elevación de la temperatura corporal, a través de la elevación de la temperatura ambiental.

Es un complemento para el QSART, muy útil para diferenciar trastornos pre y postganglionares.

La respuesta de eferencia simpática está mediada por centros preganglionares que incluyen el hipotálamo, vías bulbo-espinales y células de la columna intermediolateral.

Por otro lado, las vías postganglionares incluyen la cadena simpática cervical y los nervios sudomotores postganglionares, que se dirigen a la glándula sudorípara.

Para la realización de la prueba, se impregna al paciente con un polvo rojo de alzarín. Esta sustancia, al reaccionar químicamente con el sudor, produce un cambio de coloración (púrpura o naranja).

El paciente se introduce en una cámara de calor de rayos infrarrojos con humedad controlada. Para generar el máximo de respuesta sudomotora, se aumenta la temperatura corporal por encima de los 38ºC.

Si ocurre sudoración profusa a bajas temperaturas, la prueba debe suspenderse.

La distribución de sudoración es almacenada en un microcomputador, mediante la toma de fotografías digitales. Utilizando análisis computarizado de procesamiento digital, se determinan las zonas de anhidrosis e hiperhidrosis para calcular los porcentajes de actividad, de acuerdo a la superficie corporal total.

El patrón de sudoración observado ayuda al diagnóstico de neuropatía autónoma u otras causas de sudoración escasa o irregular [46].

3.-NEUROPATÍA DIABÉTICA

3.1-DEFINICIÓN

La neuropatía diabética (ND) pertenece al grupo de complicaciones a largo plazo que presenta la DM, siendo considerada la más común [4].

Esta complicación microangiopática se define como un conjunto de síntomas y signos que resultan de la afectación de los nervios periféricos, somáticos o autonómicos en un paciente diabético [4].

Ante la detección de una neuropatía es preciso considerar en el diagnóstico diferencial de la misma, la posibilidad de que se trate de una ND, al ser la causa más común en el mundo occidental.

De no conocerse en el paciente alteración hidrocarbonada, se ha de plantear incluso la realización de una prueba de cribado/diagnóstico de DM2, pues se puede estar afectado sin tener conocimiento y llegar al diagnóstico por su complicación microangiopática.

3.2-CLASIFICACIÓN

La ND desde un principio ha resultado difícil de clasificar, debido a que su etiopatogenia se encuentra entre hipótesis, aún por definir.

Boulton y Ward en 1986 fueron los primeros en proponer una clasificación, puramente clínica y descriptiva [62].

Posteriormente Thomas y Tomlinson en 1993 plantearon una clasificación simple basada en las características anatómicas [14,63,64].

No obstante; esta clasificación ampliamente aceptada, ha tenido que ser adaptada en 2005 por Dyck y Thomas, para incluir una nueva entidad clínica llamada por entonces neuropatía prediabética y que se corresponde con la neuropatía selectiva de fibras pequeñas sensitivas somáticas; siendo la clasificación concebida en la actualidad (Tabla 5) [65].

Tabla 5. Clasificación de la ND modificada por Dyck y Thomas:
❖ Difusa.
➢ Polineuropatía sensitiva-motora simétrica distal crónica.
➢ Polineuropatía sensitiva simétrica distal aguda.
➢ Neuropatía selectiva de fibras pequeñas sensitivas somáticas (neuropatía prediabética).
➢ Neuropatía autonómica.
• Cardiovascular.
• Sudomotora.
• Gastrointestinal.
• Genitourinaria.
➢ Neuropatía motora simétrica proximal de miembros inferiores.
❖ Focal y multifocal.
➢ Neuropatía craneal.
➢ Radiculopatía / plexopatía.
➢ Neuropatía por atrapamiento.
➢ Neuropatía motora asimétrica de miembros inferiores.
❖ Neuropatía desmielinizante inflamatoria crónica.

3.3-EPIDEMIOLOGÍA

La prevalencia de ND varía ampliamente, del 5 al 90%; debido a la discrepancia existente entre los criterios diagnósticos, los métodos de selección de pacientes y de valoración de los mismos [66].

Dyck y cols. en 1993, empleando una definición basada en síntomas, signos, estudios de conducción nerviosa, pruebas sensitivas cuantitativas y pruebas autonómicas, establecieron que la neuropatía estaba presente en el 66% de todos los pacientes diabéticos de su serie [67,68].

La polineuropatía sensitiva-motora simétrica distal crónica, con un inicio insidioso e involucrando a fibras nerviosas grandes y pequeñas, es la forma de ND más común, siendo su prevalencia del 45% en pacientes con DM2.

Del mismo modo que sucede con su prevalencia, la evolución y gravedad de esta complicación aumentan con la severidad y antigüedad de la propia enfermedad [13].

En adultos con DM2 se acepta que:

- Las manifestaciones neuropáticas surgen más precozmente en su curso clínico, encontrándose en el 10% de los pacientes recién diagnosticados.
- A los cinco años del diagnóstico el 100% presentan anormalidades en los estudios funcionales aunque no tengan síntomas.
- El 30% de los pacientes tienen síntomas de neuropatía a los veinte años del diagnóstico.
- El 75% de los pacientes la presentan a los treinta años del diagnóstico.

En España la ND afecta al 24,1% de la población con DM2 [10].

3.4-ETIOPATOGENIA

En la ND no sólo intervienen el tiempo de evolución y la edad del paciente, también el control metabólico y otras noxas; sin olvidarnos del factor genético; aceptándose por tanto que se trata de una complicación multifactorial.

Se postulan varias hipótesis en la génesis de esta complicación (Figura 10) [66,69]:

- *Alteraciones metabólicas en la vía de los polioles:* la más aceptada en la actualidad e involucra en la génesis de la neuropatía la vía de los polioles, que es activada por la hiperglucemia crónica.

  En condiciones fisiológicas, la glucosa es convertida en glucosa-6-fosfato por la enzima hexoquinasa; pero en presencia de un exceso de glucosa, se produce una saturación enzimática que origina la conversión de la glucosa en sorbitol por la enzima aldosa reductasa y, posteriormente, en fructosa por acción de la sorbitol deshidrogenasa. El incremento de sorbitol ocasiona daño a nivel de los tejidos que necesitan insulina y en otros cuyo contenido intracelular de glucosa es semejante al del plasma (cristalino, retina, neuronas y glomérulo renal).

La hiperglucemia y el acúmulo intracelular de sorbitol consiguiente, producen deplección del mio-inositol (no olvidar que tanto el sorbitol como el mio-inositol son osmolitos orgánicos intracelulares cuya concentración es regulada en respuesta al flujo osmótico extracelular,) y como consecuencia de su deplección, probablemente por la vía de la proteincinasa C, disminuye ostensiblemente la actividad de la ATP asa Na+ K+ en el nervio diabético y se produce el edema en el nodo de Ranvier (primera alteración demostrable).

A esta perturbación se agrega la disfunción enzimática por la glicación de las proteínas y el aumento de los radicales libres de oxígeno, afectándose también la vía del óxido nítrico y secundariamente la microcirculación endoneural [69].

- *Alteraciones microangiopáticas endoneurales:* los capilares endoneurales presentan alteraciones en el diámetro y la distancia intercapilar, sumadas a duplicación e incremento de la membrana basal y proliferación de las células endoteliales [70,71].

  Estas alteraciones hacen disminuir, tanto el flujo como la tensión de oxígeno en los microvasos, e incrementan la generación de radicales libres de oxígeno dando lugar a una microangiopatía de la *vasa nervorum*, con alteraciones hemorreológicas y de la función endotelial, que conducen a hipoxia endoneural.

  En el momento presente, independientemente del papel desarrollado por las alteraciones metabólicas, parece ser la afectación de la microcirculación (hipoxia endoneural) el factor patogénico predominante [43].

- *Óxido nítrico:* se ha postulado que la función del óxido nítrico en la patogénesis de la neuropatía, pudiera constituir el nexo común entre ambas hipótesis pues puede modular la función nerviosa en ambos sitios, a nivel proximal vascular y más distalmente, en la vía metabólica [72].

- *Autoinmunidad:* presencia de autoanticuerpos frente células de los ganglios simpáticos, anti-GAD y anti-gangliósidos.

- *Alteración de factores de crecimiento:* fruto de la disminución del tono neurotrópico, como consecuencia de trastornos en la síntesis, secreción o respuesta de algunos factores neurotrópicos, como el factor de crecimiento nervioso (FCN) o el factor de crecimiento insulínico tipo I (IGF-I), imprescindibles para el desarrollo normal de las neuronas.

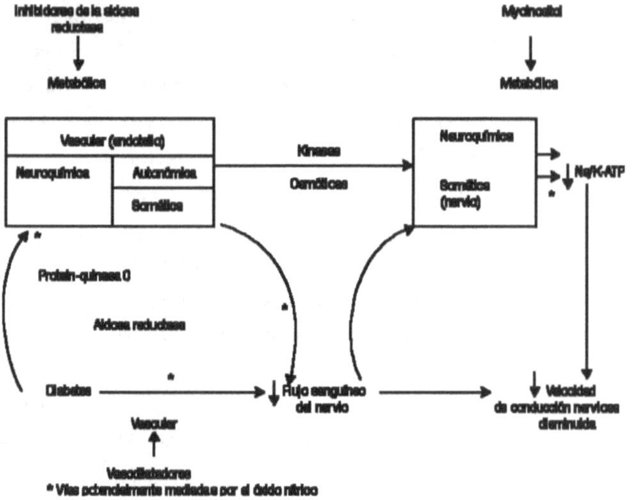

Figura 10. Etiopatogenia de la neuropatía diabética [69]

Esta complicación, al relacionarse con la disminución del flujo sanguíneo y los altos niveles de glucemia, se observa con más frecuencia en DM con mal control metabólico (mal control glucémico y de otros FRCV modificables: obesidad, dislipemia, HTA y tabaquismo) y su desarrollo depende de los valores de glucemia, la edad de inicio, los años de evolución; sin olvidar los altibajos que se presentan cuando no hay un buen control y lo aceleran dramáticamente. Si bien es cierto que, un paciente diabético a pesar de presentar un exhaustivo control metabólico, tarde o temprano desarrolla complicaciones microangiopáticas y macroangiopáticas.

Esta situación, muy relacionada con su propia predisposición, es fruto del comportamiento fuera de lo común para el resto del organismo, que muestran varias estructuras como son el cristalino, la retina, el riñón, las arterias y las neuronas en el empleo de la insulina.

Estos órganos, al ser vitales y en especial la neurona, cuya funcionalidad prima sobre todas las demás, se aseguran la glucosa para su metabolismo sin la intervención de la insulina, a diferencia del resto de las células de nuestro organismo que requieren de ella para su introducción celular y por tanto, para el metabolismo celular.

Por este motivo, en estos óganos se mantiene el contenido intracelular de glucosa semejante a la concentración de glucosa en plasma.

De tal manera que, ante la ausencia de insulina o falta de su acción por motivos de resistencia, se produce un aumento de las concentraciones de glucosa en plasma, que suponen un aporte excesivo para las células que no requieren intermediarios para su incorporación celular y metabolismo consiguiente (a destacar la neurona), generando con su depósito un daño progresivo por sobrecarga celular; mientras que las células reguladas por la insulina para la incorporación de glucosa se ven depleccionadas y buscan alternativas energéticas para su metabolismo [66].

3.5-FORMAS CLÍNICAS

Los síntomas que ocasiona la ND son:

- Sensitivos: dolor quemante, punzante, eléctrico, opresivo, pesadez en las piernas, inestabilidad de la marcha, falta de tacto, dolor al mínimo roce con calzado, calambres nocturnos.
- Motores: debilidad muscular, fatigabilidad muscular, atrofia muscular, parálisis de segmentos corporales transitorias.
- Autonómicos: su exposición ocupa el próximo capítulo.

4.-AFECTACIÓN AUTONÓMICA DE LA NEUROPATÍA DIABÉTICA

4.1-DEFINICIÓN

Las disautonomías pueden aparecer en un elevado número de enfermedades sistémicas como se muestra en la Tabla 6 [73].

La DM es con toda probabilidad la enfermedad que con mayor frecuencia origina trastornos del SNA.

Dentro de la clasificación de la ND modificada por Dyck y Thomas en 2005 [65], la neuropatía diabética autonómica (NDA) pertenece al grupo de las ND difusas y se incluye dentro del grupo de las disautonomías secundarias periféricas.

La NDA es un serio y frecuentemente infravalorado componente de la ND; ya que cualquier órgano inervado por el SNA puede encontrarse afectado [73].

En todos los pacientes con DM2 debe hacerse un despistaje de NDA en el mismo momento del diagnóstico, y al menos anualmente de no estar presente desde el inicio de la misma.

4.2-EPIDEMIOLOGÍA

En la DM2 la disfunción del SNA o NDA [43]:

- Varía entre un 30% y un 60%.
- La progresión se eleva a un 42% a los diez años.
- Hasta un 50% a los veinte años.
- La aparición de síntomas de NDA tiene mal pronóstico, siendo la mortalidad a los cinco años de un 56%, en comparación con el 21% de mortalidad en diabéticos sin neuropatía autonómica [66].

Tabla 6. Clasificación de las alteraciones del SNA:
❖ Alteraciones primarias:
➢ Progresivas:
• Hipotensión ortostática primaria.
• Fallo autonómico en la atrofia multisistémica.
• Fallo autonómico en la enfermedad de Parkinson.
• Fallo autonómico en otras enfermedades neurológicas.
➢ Disautonomías agudas: pandisautonomía aguda.
❖ Alteraciones secundarias:
➢ Centrales:
• Esclerosis multiple.
• Siringobulbia.
• Tétanos.
• Poliomielitis.
• Sección medular.
• Mielitis transversa.
• Siringomielia.
➢ Periféricas:
• Diabetes Mellitus.
• Síndrome de Guillain-Barré.
• Tabes.
• Porfiria.
• Amiloidosis.
• Enfermedad de Fabry.
➢ Miscelánea:
• Enfermedad del colágeno y autoinmunes.
• Síndrome de Eaton-Lambert.
• Feocromocitoma.

4.3-ETIOPATOGENIA

Las lesiones del SNA, aunque asintomáticas, son más frecuentes que las del sistema nervioso periférico.

En base a los estudios realizados hasta la fecha actual, la historia natural del daño funcional autonómico detectable en la DM2 presenta varias corrientes:

- La presencia de daño parasimpático temprano, que genera una afectación parcial del SNA y un daño simpático más tardío, que da lugar a una afectación total del SNA [74-76].
- La presencia de daño simpático precoz pero de lenta progresión, al cual le sigue una afectación del SNP de rápida evolución, para alcanzarse con su progresión la denervación global [77-80].
- La presencia de daño simpático y parasimpático producido al mismo tiempo, pero con afectación más severa para el SNP [81,82].

Resulta difícil encontrar daño puro de las fibras C autonómicas, sin afectación acompañante de otros tipos de fibra.

Tal es así que, cierto grado de afectación en la fibras pequeñas autonómicas se detecta, tanto en la *polineuropatía sensitiva y sensitiva-motora simétrica distal,* como en la *neuropatía selectiva de fibras pequeñas somáticas;* pero prevaleciendo claramente la afectación de las fibras sensitivas en la primera, y de las fibra Aδ y C somática en la segunda.

No hemos de olvidar que para que una neuropatía sea considerada autonómica, debe existir un claro predominio de afectación de fibras pequeñas autonómicas sobre otras concomitantes.

4.4-FORMAS CLÍNICAS

Cualquier órgano inervado por el SNA, puede verse afectado por una disfunción autonómica, entendida como aquella disminución en la función del sistema nervioso autónomo periférico expresada a través de su órgano-efector.

Comprende principalmente dos categorías:

- ❖ El fallo funcional autonómico (disfunción autonómica), en el cual no se demuestran alteraciones estructurales.
- ❖ La neuropatía autonómica, en la cual se demuestran lesiones estructurales a nivel de las neuronas periféricas.

A su vez la NDA puede dividirse en:

- ➢ Subclínica: su diagnóstico se alcanza por pruebas de función autonómicas.
- ➢ Clínica: añade la presencia de síntomas y signos.

La expresión clínica de la afectación autonómica está dada por los siguientes cuadros sindrómicos [43]:

- Alteraciones cardiovasculares: disminución o ausencia de variabilidad de la FC a estímulos autonómicos, intervalo QTc prolongado, etc.
- Alteraciones sudomotoras: anhidrosis/hipohidrosis, hiperhidrosis, anomalías de la respuesta vasomotora a cambios de temperatura.
- Alteraciones gastrointestinales: estreñimiento, distensión gástrica tras la ingesta, diarrea nocturna o postpandrial, incoordinación motora esofágica, hipomotilidad gástrica, colecistopatía diabética, incontinencia fecal.
- Alteraciones genitourinarias: impotencia y alteración de la eyaculación en el varón, nicturia, retención, incontinencia, urgencia miccional.
- Alteraciones respiratorias: reactividad bronquial anómala, respuesta ventilatoria irregular a hipoxia e hipercarbia, estridor, apneas.
- Alteraciones pupilares: anisocoria, síndrome de Claude Bernard-Horner, pupila de Argyll-Robertson.

De acuerdo con los criterios de la ADA, la NDA, la neuropatía autonómica más común en los países civilizados, está caracterizada por una disfunción autonómica cardiovascular (DACV) y un desequilibrio de la función autonómica sudomotora; pudiendo incrementar el riesgo de daño por la progresiva pérdida de adaptabilidad cardiaca al ejercicio, hipotensión postural, deterioro de la termorregulación debido a una reducción en el flujo de la sangre a la piel y sudoración, reducida visión nocturna debido a reacción papilar inadecuada, menor sed incrementando el riesgo de deshidratación y gastroparesia con imprevisible liberación de la comida.

4.4.1-DISFUNCIÓN AUTONÓMICA CARDIOVASCULAR

De todas las disfunciones autonómicas que pueden afectar a un paciente con DM2, la DACV, con sus alteraciones en el control de la FC y la dinámica vascular es la más frecuente; adquiriendo especial relevancia clínica en las tres últimas décadas, debido a la multiplicidad de manifestaciones clínicas y por la aparente simplicidad de su diagnóstico en la etapa subclínica [83].

Dentro de los hallazgos clínicos más frecuentemente asociados destacan: el incremento de la FC en reposo, la ausencia o disminución de la variabilidad de la FC a los estímulos autonómicos habituales, la falta de aumento de la FC en respuesta a una ligera caída de la PA con el paso activo al ortostatismo, la hipotensión ortostática, la intolerancia al ejercicio físico, la inestabilidad intraoperatoria, IAM silente por denervación sensitiva, la disfunción ventricular izquierda y la prolongación del intervalo QTc [84].

Su insatisfactorio estado de conocimiento se debe a [84]:

- Los diferentes criterios empleados en la selección de las muestras.
- El escaso número de pacientes estudiados en diferentes regiones del mundo, no permitiendo una visión más global del grado de afectación.
- La falta de consenso en una batería estandarizada de pruebas autonómicas.

La DACV es considerada una complicación grave al afectar de forma silente a un tercio de los pacientes con DM2 y ocasionar un incremento de la mortalidad.

Se ve asociada a morbilidad de la trascendencia del IAM silente y a un riesgo incrementado de sufrir muerte súbita en aquellos estados, que presuponen una respuesta adaptativa del SNA sobre el control cardiovascular y respiratorio: estrés físico, intervenciones quirúrgicas o infecciones [43,84].

Puede predecir el desarollo de ictus y ser el predictor de mortalidad más importante cuando se compara con la PA sistólica, el pie diabético, IMC, la presencia de proteinuria o neuropatía sensorial y con la macroangiopatía [85-87].

Por todo ello, se genera la necesidad de determinar la normalidad de la función autonómica cardiovascular en el momento del diagnóstico de la DM2, y la de establecer una vigilancia cercana en aquellos diabéticos con pruebas de función autonómica anómalas.

4.4.1.1-INCREMENTO DE LA FC EN REPOSO

Los diabéticos con DACV parasimpática presentan una FC en reposo superior a los 90 latidos por minuto, con ocasionales incrementos hasta los 130 latidos por minuto.

Esta FC en reposo disminuye, pero continúa siendo elevada, cuando la afectación del componente simpático iguala a la del parasimpático, reflejando entonces severidad en el daño autonómico [88].

4.4.1.2-DISMINUCIÓN O AUSENCIA DE LA VARIABILIDAD DE LA FC

La pérdida de variabilidad en la FC ante estímulos autonómicos, tales como la inspiración profunda, la respiración controlada, los cambios posturales o el ejercicio isométrico es considerada marcador patognomónico de DACV parasimpática.

El hecho de encontrar una FC fija, que no responde a estímulos autonómicos, es indicador certero de la casi completa denervación cardiaca [88].

4.4.1.3-HIPOTENSIÓN ORTOSTÁTICA

La hipotensión ortostática es un hallazgo frecuente en diabéticos con DACV.

Se atribuye a la afectación del reflejo simpático, mediado por el SNC e iniciado en el barorreceptor y que implica la inervación eferente simpática vasomotora, particularmente a nivel del lecho vascular esplácnico, muscular y de la piel.

Existe por ello, una incapacidad para el aumento de la resistencia vascular periférica, que permita el retorno venoso al corazón y evite la consiguiente caída del gasto cardiaco al pasar del decúbito supino a la bipedestación.

Los síntomas (debilidad, desmayos, mareos, visión borrosa, aturdimiento e incluso síncope) pueden llegar a ser discapacitantes y suelen manifestarse particularmente por la mañana al levantarse; sobre todo si el reposo fue más prolongado de lo habitual.

Pueden ocurrir durante el período postprandial de los ancianos, que suelen presentan alteraciones ateroscleróticas del árbol vascular cerebral; así como en aquellos pacientes en que las manifestaciones clínicas mencionadas pueden presentarse con descensos tensionales mucho menores a los referidos [83].

Estos síntomas también pueden observarse en situaciones tales como el síndrome de taquicardia postural, en el cual ante el paso activo al ortostatismo, no se produce una caída de la PA como sucede en la hipotensión ortostática, pero se acompaña de una taquicardia [88].

McLeod y Tuck consideran fuera de la normalidad, la disminución mayor o igual de 30 mmHg para la PA sistólica y/o la disminución mayor o igual de 15 mmHg para la PA diastólica [83].

Añaden que el brazo en el que se coloca el manguito debe estar horizontal cuando el individuo está erguido, de modo que la disminución de la PA no quede oculta por la presión hidrostática adicional.

Estudios recientes por Ziegler y cols, la han definido en una caída de la PA diastólica mayor o igual de 27 mmHg, tras aplicar dispositivos automatizados [89].

4.4.1.4-INTOLERANCIA AL EJERCICIO FÍSICO

La intolerancia al ejercicio físico, no sólo se identifica en diabéticos con evidencia de enfermedad isquémica cardiaca, sino también en aquellos diabéticos sin evidencia de enfermedad isquémica a nivel cardiaco pero con DACV [88].

La DACV limita la tolerancia al ejercicio, por la alteración de la respuesta parasimpática y simpática, que en condiciones normales realzan el gasto cardiaco y el flujo sanguíneo a la musculatura esquelética [90,91].

En el diabético con DACV son bien conocidas, tanto la menor elevación de la FC y de la PA durante el ejercicio físico, como su recuperación retrasada y una menor tolerancia al mismo; así como el hecho de presentar una fracción de eyección del ventrículo izquierdo (FEVI) reducida, una disfunción sistólica y una disminución del llenado diastólico [90,91].

Antes de incluir a cualquier paciente diabético en algún programa de entrenamiento físico, se recomienda el empleo de pruebas de función autonómica cardiovascular para identificar si tiene riesgo de presentar intolerancia al ejercicio físico y para evitar niveles de intensidad de ejercicio físico peligrosos para el paciente.

4.4.1.5-INESTABILIDAD INTRAOPERATORIA

La morbi-mortalidad perioperatoria cardiovascular, se ve incrementada de dos a tres veces en pacientes diabéticos con DACV.

Se han comunicado casos de depresión cardiovascular con caída de la FC y de la PA durante la inducción anestésica, y una mayor frecuencia de inestabilidad hemodinámica e hipotermia severa, alterando el metabolismo de los fármacos y la curación de heridas, en el transcurso de la intervención quirúrgica[88].

Se recomienda llevar a cabo un despistaje de DACV, en todo diabético que deba ser sometido a intervención quirúrgica, para identificar a aquellos con riesgo intraoperatorio y así planificar al detalle su tratamiento anestésico, pues suelen requerir soporte vasopresor.

4.4.1.6-ISQUEMIA / IAM SILENTE

La reducida apreciación del dolor isquémico por denervación sensitiva, retrasa el reconocimiento de la isquemia o IAM y por tanto la instauración del tratamiento apropiado.

La isquemia silente ha sido puesta en evidencia repetidamente en la DM mediante el registro electrocardiográfico continuo de 24 horas, y la existencia de DACV parece tener su parte de responsabilidad.

En la figura 11 se exponen los resultados de doce estudios transversales, que comparan la presencia de IAM silente entre diabéticos con y sin DACV [88].

Cinco de los estudios anteriormente citados, mostraron un aumento estadísticamente significativo de IAM silente en diabéticos con DACV; demostrándose así una asociación consistente entre DACV y la presencia de IAM silente en diabéticos [88].

En el estudio DIAD se observó que, uno de cada cuatro pacientes asintomáticos con DM2, presentaron IAM silente. Hallazgo más importante fue que, uno de cada dieciséis de la muestra global, y uno de cada doce (si eran hombres), presentaron marcadas anormalidades de la perfusión miocárdica. Todo lo anteriormente mencionado fue especialmente evidente en aquellos diabéticos con DACV; considerándose así, un fuerte predictor de isquemia [92].

De haberse seguido para el estudio DIAD, los criterios de selección de la ADA (diabéticos con dos o más FRCV), hubiera pasado desapercibido el 41% de los pacientes con isquemia silente [92].

Por el contrario, en el estudio de Framinghan, las tasas de IAM no reconocidos ascendían al 39% en los diabéticos y al 22% en no diabéticos, no siendo esta diferencia estadísticamente significativa [93].

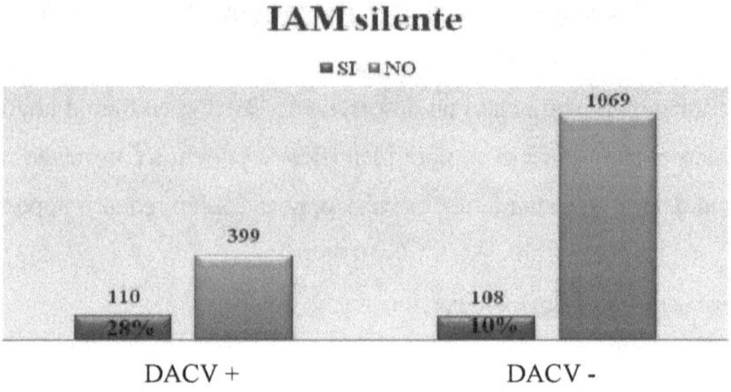

Figura 11. Prevalencia para la asociación DACV e isquemia miocárdica silente en doce estudios [88]

4.4.1.7-DISFUNCIÓN VENTRICULAR IZQUIERDA

Durante los períodos de hiperglucemia en diabéticos sin DACV, se ha observado un aumento de la FEVI explicable por el aumento del tono simpático generado y la consiguiente hipercontractilidad miocárdica ventricular.

No obstante; en diabéticos con DACV, la hiperglucemia no provoca ese incremento del tono simpático y consiguiente aumento secundario de la FEVI, al encontrarse afectado por la DACV, y se detecta un descenso del llenado diastólico y de la FEVI.

El rol de la DM2 en el desarrollo de la miocardiopatía diabética permanece aún en discusión, aunque se considera como posible responsable el efecto sinérgico de la HTA y del trastorno crónico del metabolismo del miocardio, con el consiguiente aumento de la oxidación de ácidos grasos libres y disminución de la utilización de la glucosa [88].

4.4.1.8- INTERVALO QTc PROLONGADO

La señal del intervalo QT es la suma de la duración de los potenciales de acción de los miocitos; caracterizados por poseer el potencial de acción más largo, por guardar cierto parecido, desde el punto de vista electrofisiológico y farmacológico, con las células de Purkinje, y por actuar a modo de sincitio mediante uniones GAP.

La prolongación del intervalo QTc, refleja un aumento de la heterogeneidad en la repolarización ventricular, y la existencia de asociación con un menor umbral para arritmias ventriculares malignas fue establecida en 1964.

Estas arritmias ventriculares basan su mecanismo generador, en aquel conocido como "por actividad desencadenada", consistente en la generación anómala por parte del miocito de un impulso, a consecuencia de una oscilación anómala del potencial de membrana en la fase de repolarización [94].

De tal modo que, si este impulso es lo suficientemente intenso como para provocar un postpotencial desencadenado, se desencadena una arritmia conocida como *Torsade de Pointes*, llamada también taquicardia polimorfa ventricular, y que suele desencadenar síncopes, fibrilación ventricular y en la quinta parte de los casos, muerte súbita [95,96].

Hay que destacar que, a pesar de que las catecolaminas incrementan la entrada de calcio; al aumentar la FC, producen un acortamiento del potencial de acción y por tanto del intervalo QTc.

Este hecho, junto a la rica inervación simpática del miocardio ventricular y a su comportamiento a modo de sincitio, motiva que el SNS proteja de estas arritmias al imposibilitar cualquier posibilidad de postpotencial.

Por el contrario, cualquier situación bradicardizante alarga el potencial de acción, con el consiguiente incremento del tiempo de repolarización, y que se traduce en un intervalo QTc prolongado.

En los casos de QT largo por trastorno iónico, determinadas alteraciones producidas en las concentraciones iónicas (hipercalcemia, hipopotasemia, hipomagnesemia y en menor grado hiponatremia), alargan el potencial de acción y por consiguiente, se prolonga el intervalo QTc.

Los fármacos antiarrítmicos pertenecientes al grupo Ia (disopiramida, procainamida, quinidina), al bloquear los canales de sodio dependientes de voltaje (inhiben la corriente iónica de sodio), prolongan el potencial de acción y alargan el intervalo QTc [97].

Por el contrario, los fármacos antiarrítmicos del grupo III (amiodarona, sotalol, bretilio), actúan bloqueando los canales de potasio, y de este modo prolongan la repolarización cardíaca. Estos fármacos previenen las antiarrítmias con circuitos de re-entrada, al combinar la prolongación de la duración del potencial de acción y del período refractario, con el mantenimiento de la velocidad normal de conducción eléctrica al no afectar a los canales de sodio [97].

Cabe destacar la existencia de los QT largos genéticos, por tener un mecanismo diferente y presentar una respuesta paradógica.

Se incluyen en este grupo a los congénitos (síndrome de Jervell y Lange-Nielsen, síndrome de Romano Ward) y a los descritos en los últimos diez años, llamados QT largo tipo I, II, III, IV y V (los más importantes son los tipos I, II y III).

En ellos existen mutaciones en los genes que codifican las subunidades proteicas que conforman los canales iónicos de potasio (los más severos) y los rápidos de calcio, generéndose de este modo, una aberración funcional del canal afectado.

La respuesta paradógica generada en estos casos, se corresponde con una prolongación del intervalo QTc con ejercicio físico (responsable de casos de muerte súbita en atletas) o estimulación simpática, induciéndose la aparición de arritmias ventriculares del tipo *Torsade de Pointes* [94].

Hay que destacar que, tanto los beta-bloqueantes como los antagonistas del calcio del tipo verapamilo/diltiazem, también protegen de estas arritmias al estabilizar el potencial de membrana de los miocitos.

La asociación entre la prolongación del intervalo QTc y la DACV se objetivó por primera vez en 1980, al verse que los diabéticos con DACV presentaban una prolongación del intervalo QTc estadísticamente significativa, al ser comparado con los diabéticos sin DACV y con los controles [98].

También se ha constatado que pacientes con NDA tienen una incidencia incrementada de muerte cardiaca, en posible relación con perturbaciones a nivel de la repolarización ventricular.

Una situación parecida a la acontecida por la prolongación del intervalo QTc, se produce ante la remodelación nerviosa post-IAM, en la que se produce un aumento de la inervación simpática pero con una mayor heterogeneidad en su distribución, que explica la génesis de arritmias del tipo taquicardia ventricular monomorfa sostenida (no así de arritmias ventriculares del tipo *Torsade de Pointes*) y la efectividad de los beta-bloqueantes en su tratamiento [94].

Otras situaciones clínicas en las que por deshomogeneización de los períodos refractarios celulares, se genera un substrato arritmogénico al prolongarse el intervalo QTc son la miocardiopatía hipertrófica y la hipertrofia ventricular izquierda (HVI) que acompaña a la obesidad [43].

De ahí la importancia que presenta la DACV en el diabético con HVI por obesidad; llegándose a agravar en aquellos con cardiopatía isquémica (situaciones cada vez más comunes en nuestro medio), con un riesgo incrementado de muerte súbita de dos a cinco veces mayor.

4.4.2-DISFUNCIÓN AUTONÓMICA SUDOMOTORA

La disfunción autonómica sudomotora (DAS) se fundamenta en que cuando se interrumpe la actividad simpática de la glándula sudorípara por daño neuropático, se desencadena una disminución de la sudoración, que reduce la humedad de la piel y por tanto su conductancia, siendo detectable mediante el registro de la respuesta electrodérmica.

Del mismo modo, se produce un aumento de los cortocircuitos arteriovenosos y un descenso del flujo sanguíneo a los capilares dérmicos.

4.4.2.1-CAMPOS DE APLICACIÓN DE LA RESPUESTA ELECTRODÉRMICA

La relación existente entre la actividad electrodérmica y la actividad del sistema nervioso ha hecho que el registro y análisis de la primera sea, desde hace muchos años, una forma popular de investigar ciertos aspectos relacionados con la actividad nerviosa.

En el área de las Ciencias de la Salud, hasta los años 80, se utilizaron de forma casi exclusiva técnicas de medida exógena (conductancia o resistencia), para la identificación de situaciones de alerta, estrés, atención, etc (actividad del SNC) en estudios de psiquiatría o psicofisiología, tendencia que se mantiene hasta la actualidad.

Es a partir del año 1984, cuando comienza a popularizarse la utilización de registros de potencial (SSR) en estudios de neurología y fisiología, como una forma de investigar la actividad simpática periférica [58].

La búsqueda en *PubMed* de la expresión "*sympathetic skin response*" aporta 392 referencias, y en las revisiones más recientes sobre SSR se recopilan sus diferentes ámbitos de aplicación en el diagnóstico de desórdenes autonómicos: lesiones de los nervios periféricos (desórdenes autonómicos en pacientes con neuropatía periférica), desórdenes del SNC (signo de lesión de vías simpáticas centrales en esclerosis múltiple), y otros (desequilibrios simpáticos en disfunción eréctil, esclerodermia, hipotiroidismo y artritis reumatoide) [45,61].

En el caso de las publicaciones sobre aplicaciones de los métodos exógenos (conductancia y similares), surge un problema derivado de la ambigüedad en la terminología, y de la utilización indiscriminada durante varias décadas de términos como "*galvanic skin response*" o "*electrodermal activity*".

La búsqueda en *PubMed* de la expresión "*skin conductance*" devuelve 1.895 referencias, pero restringiendo la búsqueda a la expresión "*skin conductance level*" o "*skin conductance response*", se registraron sólo 549 referencias.

La figura 12 representa la distribución anual de las 477 publicaciones aparecidas desde 1984.

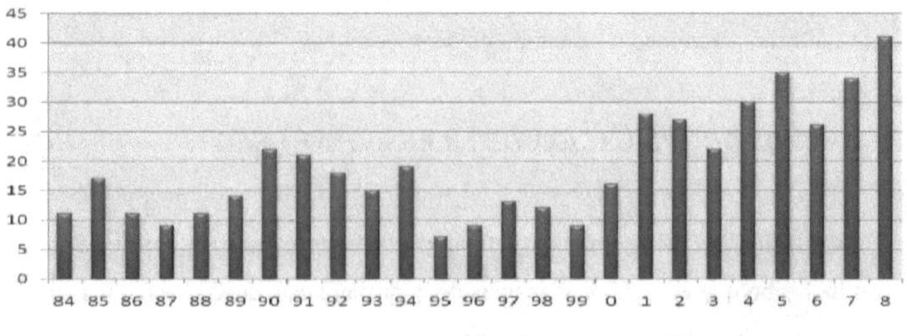

Figura 12. Búsqueda en *PubMed*: "*skin conductance level*" o "*skin conductance response*"

Aunque de forma muy limitada, hay estudios en los que se ha utilizado el registro exógeno para evaluar la actividad simpática periférica.

Al margen de la DM, hay dos campos en los que el número de publicaciones es significativo:

- Anestesia y dolor: en relación con la sedación.

  Storm y cols. introdujeron el "*number of fluctuations per second*" (NFSC) como parámetro de la conductancia de la piel, para evaluar las respuestas a estímulos nocivos y despertantes en pacientes anestesiados [99].

  Ledowski y cols. demostraron que la NFSC se comporta de manera similar al BIS ® (*Bispectral Index*) en pacientes después de despertarse de la anestesia general con sevoflurano y remifentanilo; aunque notablemente menos precisa en la predicción clínica de los diferentes estados de alerta, y más rápida en relación con los tiempos de respuesta [100].

- Estudios de neurofisiología: respuesta sudomotora ante un estímulo exclusivamente térmico por Macefield y cols. [101]; así como estudios de la actividad simpática durante ejercicio isométrico (SHGT) [102-104].

4.4.2.2-ESTUDIOS DE SSR EN DIABÉTICOS

La búsqueda en PubMed de la expresión "*sympathetic skin response and diabetes*" registra 56 referencias, de las que tan sólo siete son en revistas de la especialidad: *Diabetes Medicine, Diabetes Care, Diabetología, Diabetes Research and Clinical Practice, Experimental and Clinical Endocrinology and Diabetes* y en *Journal of Diabetes and its Complications*.

Hay que destacar que la NDA, es la neuropatía periférica más estudiada desde el punto de vista de los cambios en la SSR.

En la revisión de Arunodaya y Taly publicada en 1995, repasando la aplicación de los estudios de SSR durante la década siguiente a su introducción, se recoge que en los ensayos publicados se detectó ausencia de SSR en un 58-83% de pacientes con neuropatía diabética [59].

Este hecho llevó a Braune y Horter, un año más tarde, a sugerir la respuesta autonómica sudomotora como herramienta útil para detectar los estadios iniciales de disautonomía en pacientes diabéticos asintomáticos o con pocos síntomas, empleando la SSR para el diagnóstico de DAS [105].

Transcurrida casi una segunda década de su incorporación, en la revisión de Vetrugno y cols. de 2003, ya se cita la detección de anomalías en la SSR en un 66-83% de pacientes diabéticos; con la frecuencia aumentando a medida que progresa la enfermedad, desde asintomática a polineuropatía sintomática y neuropatía autonómica sintomática [45].

Dependiendo del tipo de pacientes diabéticos y de las condiciones del ensayo se ha detectado tanto ausencia de respuesta [106-108], como reducción de la amplitud de la SSR en proporciones variables [78,105,109-111].

Takebayashi y cols. detectaron ausencia de SSR en el 28% de los diabéticos y reducción significativa con relación al grupo control en el resto, sin diferencias significativas en la latencia [78]; mientras que Niakan y cols. detectaron ausencia de SSR en el 83% de pacientes con neuropatía periférica avanzada [107].

Los intentos de obtener información a partir de la morfología de la señal no han dado resultados significativos; tal es el caso de Toyokura y cols, que analizando tanto las diferencias en amplitud y latencia en el mismo tipo de onda en sujetos distintos, como la frecuencia de aparición de patrones entre grupos, concluyeron que la distribución de patrones no era distinta entre diabéticos y sanos, ni dependía de la presencia de polineuropatía o síntomas de disautonomía [112].

Por otra parte, los niveles de correlación hallados entre la SSR y las diferentes manifestaciones de la neuropatía; así como con los índices correspondientes a las distintas maniobras autonómicas, son muy variables.

- Vetrugno y cols. indican que se ha detectado SSR ausente o de amplitud significativamente reducida en neuropatía diabética axonal (ausente en los pies en el 66% y en las manos en el 28% de los pacientes), pero sin correlación con disfunción autonómica clínica o electromiográfica, aunque correlacionada con un índice de respiración controlada anormal [45].

- Soliven y cols. no encontraron correlación entre la SSR y los parámetros de conducción nerviosa, electromiografía o signos de disautonomía; aunque detectaron correlación positiva con el índice de respiración controlada [106].
- Watahiki y cols. encontraron correlación entre la reducción de amplitud de la SSR con el índice de respiración controlada, y los cambios de PA y FC con el paso activo al ortostatismo [111].
- Maselli y cols. también detectaron correlación con el índice de respiración controlada [108].
- Levy y cols. detectarón correlación entre el tiempo de evolución de la DM1 y la menor amplitud de la SSR [110].

En cuanto a la relación con otros test de la función sudomotora, Maselli y cols. detectaron correlación entre la ausencia de SSR y resultados anómalos del QSART en el pie de diabéticos con neuropatía de larga evolución [108]. Por el contrario, Shimada y cols. observaron reducción de ambos pero sin correlación. De hecho, algunos pacientes mostraron ausencia de SSR con QSART normal [113].

Los estudios realizados hasta 2005, por Fujimoto y cols. [114], Novella y cols. [115], Singleton y cols. [116], Sumner y cols. [117], Capellary y cols. [118], sugieren que en individuos con IOG, se detecta un descenso en la conducción nerviosa, presentando así un riesgo añadido para padecer neuropatía distal de fibras pequeñas.

En 2007, Grandinetti y cols. realizaron el primer estudio sobre DAS mediante QSART, en pacientes con IOG. La asociación encontrada entre la IOG y la función sudomotora postganglionar, parece apoyar la teoría de que la IOG puede afectar la función de las fibras nerviosas pequeñas autonómicas, y su disfunción puede ser el preludio de la polineuropatía diabética [119].

Sagliocco y cols. han comparado la SSR en DM1 sin disautonomía, ante estímulos eléctricos y magnéticos obteniendo diferentes porcentajes de reducción de la amplitud, que justifican diciendo que la SSR ante estímulos eléctricos y la SSR ante estímulos magnéticos, reflejan propiedades distintas. Añaden que la ausencia de correlación con signos clínicos de disautonomía, se debe a que todos los pacientes dieron resultados normales en la batería de Ewing y cols, y a que la SRR evalúa vías simpáticas y no parasimpáticas, que están implicadas en aspectos clínicos de la disautonomía [50,120].

Bril y cols. compararon la SSR en sujetos con y sin neuropatía, sin encontrar diferencias significativas ni entre grupos, ni con relación a los valores de referencia. Tampoco detectaron influencia de la edad en estos parámetros. Sí detectaron correlación significativa entre la presencia o ausencia de SSR y la existencia de neuropatía, aunque no con sus síntomas. No encontraron relación entre la SSR y el nivel de control glucémico (medido por la HbA1c), pero sí entre la ausencia de SSR y la duración de la DM.

Sus conclusiones fueron: que los parámetros de la SSR no permiten distinguir entre diabéticos con y sin neuropatía y sujetos sanos y que la presencia o ausencia de respuesta está ligada a la presencia de neuropatía y duración de la diabetes, pero no así con el nivel de control glucémico [121].

De modo global se concluye que en el estudio de la neuropatía periférica en diabéticos mediante la SSR, los resultados varían desde la ausencia de respuesta a la reducción en la amplitud, sin relación con la presencia o ausencia de neuropatía o con los resultados de otros test autonómico, y que la SSR es menos fiable que otros métodos como test cuantitativo de la NDA.

4.4.2.3-ESTUDIOS DE SCR EN DIABÉTICOS

Las publicaciones sobre estudios de SCR en diabéticos son menos numerosas que en el caso de la SSR.

La búsqueda en PubMed de los términos *"skin resistance"* o *"skin conductance and diabetes",* devuelve tan sólo 14 referencias; en las que aparte de valoraciones de la función autonómica en diferentes condiciones, ha sido propuesta recientemente como un indicador en la evaluación de la inflamación del pie diabético [122].

En 1988 fueron publicados los estudios de Goldstein y Naliboff, en los que realizaron diferentes pruebas de la función autonómica en DM1.

En el estudio de Goldstein y cols. se utilizaron la maniobra de Valsalva, la inspiración profunda, el paso activo al ortostatismo y el *cold pressor test* [123]; mientras que en el estudio de Naliboff y cols. se aplicaron el paso activo al ortostatismo comparando condiciones basales y de estrés inducido por el cálculo mental y el esfuerzo isométrico [124].

En ambos estudios se midieron la FC, la PA y la conductancia de la piel, y en ambos se concede mayor significación a las variaciones de la PA como indicador de la función autonómica.

En 1991, Macleod y cols. midieron la resistencia cutánea en los dedos de los pies de diabéticos seleccionados aleatoriamente (independientemente de la existencia de signos de alteraciones nerviosas) y compararon los resultados con otras pruebas, para analizar la funcionalidad de las vías simpáticas desmielinizadas en las extremidades. Encontraron una correlación entre los valores de la "tasa de variación" de la resistencia y los valores de velocidad de conducción nerviosa, con el índice de respiración controlada y con el umbral de percepción de vibración en los pies [125].

En 1993, Naliboff y cols. volvieron a analizar los efectos de la edad y la diabetes en la respuesta a las maniobras autonómicas, pero en esta ocasión, sobre DM2 de edad avanzada. Con un planteamiento muy similar al de sus estudios previos, utilizaron la inspiración profunda, la maniobra de Valsalva y el paso activo al ortostatismo, y registraron la FC, la PA y la conductancia de la piel. Su conclusión fue que los DM2 de edad avanzada presentaban anomalías cardiovasculares en comparación con los no diabéticos de la misma edad [126].

En 1996, Undeland y cols. compararon DM1 de larga evolución con pacientes con dispepsia funcional y sujetos control. Para evaluar la función autonómica utilizaron la arritmia sinusal y la conductancia de la piel. Aunque mencionan el muy bajo tono vagal detectado en los DM1, no hay referencia en el *abstract* a los resultados de las mediciones de la conductancia de la piel [127].

Las dos publicaciones más recientes son de 2006 y 2008: la primera es un estudio de la relación entre hiperglucemia y parámetros de la respuesta electrodérmica (conductancia) en ratas con diabetes inducida, concluyendo que la hiperglucemia afecta al sistema nervioso periférico y que los parámetros de actividad electrodérmica son sensibles a los niveles de glucosa en sangre [128]. En el segundo estudio, se abordan las complicaciones en las plantas de los pies en los diabéticos, comparando la resistencia cutánea con el "*static standing balance duration*" en DM2 y concluyen que la relación entre ambos es escasa pero muy prometedora y sugieren que la SRL (registrada mediante corriente alterna) podría utilizarse como un indicador en la evaluación de la inflamación del pie diabético [122].

4.5-DIAGNÓSTICO

La disfunción del SNA es frecuente en muchas patologías, siendo esencial la evaluación cuantitativa de las funciones simpática y parasimpática para confirmar la disautonomía, para proporcionar las bases de futuras pruebas, y para supervisar el progreso de un tratamiento.

Las principales indicaciones para la realización de pruebas autonómicas, de acuerdo con los criterios actuales son [129]:

- Determinar la presencia de DACV en pacientes en los cuales se sospecha.
- Pacientes con síncope para contribuir al diagnóstico etiológico del trastorno.
- Pacientes con IAM en el período temprano de la rehabilitación (primeras dos-tres semanas post-IAM).
- Control de la acción de medicamentos sobre el SNA.
- Evaluación psicofisiológica del estrés en personas afectadas.
- Pacientes psiquiátricos con síndrome depresivo o crisis de pánico, antes y después del tratamiento con psicofármacos.
- En innumerables situaciones y con objetivos diversos.

Hace cuatro décadas parecía que se había llegado a un callejón sin salida en el desarrollo de métodos de estudio del SNA en neurofisiología clínica; pero en la actualidad, numerosos desórdenes autonómicos pueden ser abordados objetiva y cuantitativamente.

En relación con el empleo de una metodología estandarizada para diagnosticar DACV, sigue habiendo controversia entre los diferentes grupos de investigación dedicados a su estudio.

La batería de Ewing y cols. se ha convertido en el "*gold standard*" para la exploración funcional de los reflejos cardiorrespiratorios [50].

En su versión original comprendía las siguientes pruebas:

- Variación del ritmo cardiaco con la inspiración profunda.
- Variación del ritmo cardiaco durante una respiración lenta y controlada.
- Variación del ritmo cardiaco durante la maniobra de Valsalva.
- Respuesta inmediata del ritmo cardiaco a los cambios posturales.

- Respuesta inmediata de la PA y de la FC durante el SHGT.
- Respuesta inmediata de la PA a los cambios posturales.

De ellas, se derivan cinco parámetros fundamentales:

- Índice de respiración controlada: diferencia entre el promedio de la FC inspiratoria y de la FC espiratoria durante el ciclo de respiración lenta y controlada.
- Índice de Valsalva: ratio entre el máximo intervalo RR registrado durante los 45 segundos de reposo posteriores a la maniobra de Valsalva y el mínimo intervalo RR durante los 15 segundos de la maniobra.
- Índice 30:15: cociente de la duración del intervalo RR del latido cardiaco 30° y del latido 15°, después del paso activo al ortostatismo.
- Incremento de la PA diastólica, medida en el brazo contralateral, con el SHGT: respuesta de la PA tras aplicar y mantener el 30% de la contracción voluntaria máxima sobre un dinamómetro para handgrip, durante el mayor tiempo posible hasta un límite de cinco minutos. Para su determinación se calcula la diferencia entre la PA diastólica mayor durante la prueba y la media de dos tomas antes de ser llevada a cabo [130,131].
- Incremento de la PA sistólica con el paso activo al ortostatismo: con el fin de detectar los cambios que se producen en la PA, al pasar del decúbito supino a la bipedestación. Permaneciendo cinco minutos en cada una de estas posturas, se hace una medición de la PA en el cuarto minuto de permanencia en decúbito, y otra en el primer minuto de permanencia en bipedestación.

Igualmente y dado que nos aproximamos al componente neural del arco barorreflejo de un modo indirecto con todas estas pruebas, debe hacerse el diagnóstico de DACV si ≥ 2 parámetros están alterados (Tabla 7).

De tal modo que, si sólo uno de los parámetros fuera patológico, debe consignarse como parámetro "x" alterado y debe repetirse el estudio completo en el plazo de un año, a más tardar.

No obstante; May y Arildsen sugieren que el índice de respiración controlada, es suficiente para evaluar DACV, no aportando diferencias la incorporación de cualquiera de los restantes índices [130].

Tabla 7. Valores de parámetros de la batería de Ewing.	Valores normales	Valores limítrofes	Valores anómalos
Índice respiración controlada	≥ 15	11 – 14	**≤ 10**
Índice de Valsalva	≥ 1,21	1,11 - 1,20	**≤ 1,10**
Índice 30:15	≥ 1,04	1,01 – 1,03	**≤ 1,00**
ΔPAdiastólica en SHGT	≥ 16	11 – 15	**≤ 10**
ΔPAsistólica al ortostatismo	≤ 10	11 – 29	**≥ 30**

En 1988, la ADA y la *American Academy of Neurology* (AAN) en *The San Antonio Conference on Diabetic Neuropathy* [132] se pronunciaron en consenso para la introducción de una batería de cinco pruebas autonómicas cardiovasculares (Tabla 8), basada en los estudios de Ewing y cols [50,133].

Dicha propuesta ha sido ampliamente criticada por diversos autores, entre los que destaca Hilz, al no tener en cuenta la edad en la definición de los rangos de normalidad para las pruebas, así como por la presencia de errores metodológicos en el registro de los resultados de algunas maniobras y por no incluir pruebas de sudoración, reflejo pupilar y/o evaluación de la función gastrointestinal o genitourinaria, por no considerarse suficientemente estandarizadas para su aplicación en la práctica clínica rutinaria [134].

Tabla 8. Recomendaciones ADA y AAN (1988):
❖ Pruebas de frecuencia cardiaca:
➢ Inspiración profunda.
➢ Maniobra de Valsalva.
➢ Paso activo al ortostatismo.
❖ Pruebas de control simpático de la presión arterial:
➢ Dinamómetro o SHGT.
➢ Paso activo al ortostatismo.

Posteriormente, en 1992, durante un consenso sobre mediciones estandarizadas en NDA, la ADA y AAN recomendaron la necesidad de tan sólo tres índices para las pruebas de función cardiovascular, teniendo en cuenta su adecuada sensibilidad, especificidad y reproducibilidad para diagnosticar DACV; así como la inclusión de pruebas autonómicas pupilares y sudomotoras en la batería de pruebas (Tabla 9); pero no se llegó a un acuerdo entre los diferentes investigadores para su introducción en la práctica clínica.

Tabla 9. Recomendaciones ADA y AAN sobre NDA (1992):
❖ Pruebas autonómicas cardiovasculares:
➢ Respuesta de la FC a la inspiración profunda.
➢ Maniobra de Valsalva.
➢ Respuesta de la PA con el paso activo al ortostatismo.
❖ Pruebas autonómicas pupilares:
➢ Adaptación del diámetro pupilar a la oscuridad, tras el bloqueo total parasimpático.
❖ Pruebas autonómicas sudomotoras:
➢ Función postganglionar mediante QSART.

En 1997, la *American Association of Electrodiagnostic Medicine* (AAEM) elaboró una monografía revisando las técnicas de evaluación del SNA, en la que se prestó especial atención a las pruebas de regulación autonómica cardiovascular y a las de evaluación de la función termorreguladora [135].

En 2003, Vinik y cols. publicaron una extensa revisión sobre NDA, describiendo en su apartado "Evaluación clínica de la función autonómica", las diferentes técnicas para evaluar la función autonómica cardiovascular, gastrointestinal, genitourinaria, sudomotora y pupilar, en función de su idoneidad [136].

En el caso de la función autonómica cardiovascular, ratifican la validez de las pruebas que conforman la batería de Ewing y cols, añadiendo una revisión de los principales resultados publicados utilizando estudios de la variabilidad de la FC, mediante análisis espectral de potencia; mientras que para la función autonómica sudomotora revisan el QSART, el TST, la prueba de huella de sudor y la SSR [50].

La publicación incluye un apéndice titulado "Pruebas estandarizadas de la función autonómica", indicando que los criterios básicos para la aplicación clínica de una prueba de función autonómica son: fiabilidad, reproducibilidad, correlación general con otras pruebas del mismo tipo y con pruebas de la función somática periférica, valores de los resultados bien establecidos y capacidad pronóstica demostrada.

Señalan que hay tres pruebas de función autonómica cardiovascular que cumplen estos requisitos, y cuyos índices se corresponden con el índice de respiración controlada, el índice de Valsalva y el índice 30:15.

En su revisión de 2005, Cabezas-Cerrato indica que "Hoy la proporción 30:15 se tiene como un parámetro erróneo y sin valor"; sin embargo, las principales revisiones aparecidas en la década actual incluyen este índice como uno de los más significativos [83].

En cuanto al SHGT, indica que por el hecho de que la PA tomada en el brazo contralateral se eleve de forma anárquica a causa de la vasodilatación refleja y variable que durante la maniobra se produce, haya quedado obsoleta en la práctica clínica [88,136,137].

Tabla 10. ***Statement*** **de la ADA sobre NDA para DACV (2005):**
❖ FC en reposo > 100 lpm.
❖ Ciclo de respiración controlada.
❖ Respuesta de la FC a la maniobra de Valsalva.
❖ Respuesta de la FC al paso activo al ortostatismo.
❖ Respuesta de la PA diastólica al SHGT.
❖ Respuesta de la PA sistólica al paso activo al ortostatismo.
❖ Intervalo QTc.
❖ Análisis espectral.
❖ Flujo neurovascular: medición mediante Doppler de la respuesta simpática periférica a la nocicepción.

La Tabla 10 muestra el *Statement* de la ADA sobre NDA [137], que en 2005 se publicó para el diagnóstico de la DACV en base a la batería de Ewing y cols [50].

En 2006, Hilz y Dütsch publicaron otra extensa revisión considerando, al igual que la AAEM, la evaluación de las funciones autonómicas cardiovascular y sudomotora como los grupos de pruebas más importantes [138].

La selección de pruebas empleadas se muestra en la Tabla 11.

Tabla 11. Pruebas recogidas por Hilz y Dütsch (2006):
❖ Pruebas de regulación autonómica cardiovascular:
➢ Evaluación rutinaria de la regulación autonómica cardiovascular: análisis de la variabilidad de la FC en el dominio del tiempo.
➢ Evaluación experimental: análisis de la variabilidad de la FC en el dominio de la frecuencia.
➢ Maniobras de "*challenge*" autonómico:
• Inspiración profunda.
• Maniobra de Valsalva.
• SHGT.
• *Cold Face Test.*
➢ *Orthostatic Challenge by Head-Up Tilting or Active Standing.*
➢ *Head-Up Tilting.*
➢ Evaluación de la sensitividad barorrefleja.
❖ Pruebas de la función sudomotora:
➢ SSR.
➢ QSART.
➢ TST.
❖ Microneurografía.

En esta ocasión, se centraron en los ensayos capaces de proporcionar una respuesta cuantitativa y en el caso de la función sudomotora, no incluyeron en su análisis las pruebas de huella de sudor.

Plantearon que los resultados obtenidos de la SSR deben ser interpretados con suma cautela y cuestionaron la validez de esta prueba para la evaluación de función autonómica sudomotora y basaron su razonamiento en que:

- La activación de las fibras sudomotoras se produce ante cualquier estímulo excitador, con la modificación correspondiente de la resistencia de la piel.
- La variabilidad que presenta esta respuesta.
- La no existencia de criterios diagnósticos claros.

Vinik y Ziegler en 2007 publicaron una revisión centrada en la DACV, destacando que su diagnóstico debe basarse en la evaluación de una batería de pruebas y no en una prueba aislada y que deben evaluarse ambas ramas del SNA [88].

Para dicha evaluación propusieron la batería de pruebas autonómicas que se expone en la Tabla 12, en la que se evalúan tanto el SNS como el SNP y a partir de la cual se obtienen los siguientes parámetros:

- Coeficiente de variación del intervalo RR, o densidad espectral de potencia en la banda de HF en reposo.
- Densidad espectral de potencia en la banda de VLF.
- Densidad espectral de potencia en la banda de LF.
- HRV durante la inspiración profunda y el índice de respiración controlada.
- Índice de Valsalva.
- Índice 30:15 máximo/mínimo.
- Cambio postural en la tensión sanguínea.

Indican que los rangos de valores normales, en función de la edad, de estos índices están determinados; pero no dan sus valores ni hacen ninguna referencia a otras fuentes y definen la DACV, como la presencia de tres o más resultados anómalos en estos índices, con una especificidad del 100%.

Tabla 12. Evaluación diagnóstica de la función autonómica cardiovascular por Vinik y Ziegler (2007):
❖ Parasimpático:
➢ FC en reposo.
➢ Variación latido a latido con la respiración controlada.
➢ Índice de Valsalva.
➢ Índice 30:15 de la FC con el paso activo al ortostatismo.
➢ Análisis espectral de la variabilidad de la FC: potencia de alta frecuencia (HFP: 0,15-0,40 Hz).
❖ Simpático:
➢ FC en reposo.
➢ PA con el SHGT.
➢ PA con el paso activo al ortostatismo.
➢ Respuesta al *cold pressor test*.
➢ Análisis espectral de la variabilidad de la FC: potencia de muy baja frecuencia (VLFP: 0,003-0,04 Hz).
➢ Respuesta galvánica simpática de la piel (colinérgico).
➢ Sudometría (colinérgico).
➢ Flujo sanguíneo cutáneo (peptidérgico).

II. JUSTIFICACIÓN

Es conocido que la DM2, hasta llegar a su diagnóstico, presenta un período de latencia estimado entre los 4 y los 7 años [21,26]. Precisamente es en este tiempo cuando, fruto de la gluco-lipotoxicidad sobre la fibra nerviosa, se va a producir un daño neuropático, inicialmente funcional y por entonces reversible. Es más, mediante estudios de conducción nerviosa se ha puesto de manifiesto la presencia de disfunción autonómica en un 10-18% de los pacientes con diagnóstico reciente de DM2, y de afectación selectiva de fibras pequeñas sensitivas somáticas en pacientes con riesgo incrementado para DM2 [139,140].

Estos motivos hacen sugerir, la presencia de afectación neuropática en estadios previos al diagnóstico de DM2, correspondientes con el período de latencia y las categorías de riesgo incrementado para DM2, previamente conocidas como "prediabetes" [114-119].

Esta disfunción progresará a medida que la DM2 evolucione y se agrave la situación de gluco-lipotoxicidad, pasando por la fase de daño orgánico subclínico, hasta alcanzar la fase de enfermedad clínica establecida, siendo ya por entonces su afectación irreversible.

Hechos como que podamos revertir los estados de riesgo incrementado o al menos enlentecer su progresión, mediante cambios en el estilo de vida; que podamos evitar la gluco-lipotoxicidad nerviosa, manteniendo la situación de normoglucemia; y que la afectación neuropática presente en esta fase incipiente sea puramente funcional y por tanto reversible, hacen imprescindibles su reconocimiento mediante la realización de una prueba de cribado/diagnóstico [22].

Nuestro estudio propone aportar una nueva valoración de la afectación autonómica que acontece en el paciente con DM2 de corta evolución y en el "prediabético"; en un intento de esclarecer sombras que esta microangiopatía arrastra por las dificultades que entraña el estudio del SNA y por desconocerse aún parte de su historia natural.

Dado que existen controversias al respecto de si, la disautonomía en el diabético se caracteriza por una disfunción termorreguladora como primera lesión, ya presente en estadios previos de la enfermedad [114-119], seguida por otras afectaciones entre las que se encuentra la DACV; se ha estudiado tanto la función autonómica sudomotora, como la función autonómica cardiovascular, en un grupo de pacientes con riesgo incrementado para DM2, y en otro con DM2 de corta evolución, contrastados con un grupo control.

Mediante el estudio de ambas funciones autonómicas en distintos estadios de alteración hidrocarbonada, se pretende identificar la primera lesión funcional de las fibras autonómicas y el grupo poblacional en el que acontece; con el fin de esclarecer la cronología de este daño neuropático y así poder adelantarnos a su establecimiento.

Para ello, nos hemos centrado en el estudio de la función autonómica sudomotora, analizando la respuesta generada durante la exposición a los estímulos autonómicos que integran la batería de Ewing y cols. Al mismo tiempo, la realización de esta batería nos permite determinar la presencia concomitante de DACV, pudiendo establecer la correlación existente entre ambas disfunciones y el mínimo de pruebas para el diagnóstico precoz [50].

Es más, con el propósito de facilitar su realización en una consulta o a pie de cama, se ha optado por la valoración de tan sólo la repercusión sobre el ritmo cardiaco, dejando a un lado la PA, tal y como varios índices tienen establecido por consenso.

De cara al estudio de la función autonómica sudomotora, tanto la SSR como la SCR evalúan funciones similares pero no idénticas y ambas están asociadas a las mismas vías aferentes y eferentes. Los motivos que nos han llevado a prescindir de la SSR y a aportar la SCR como método diagnóstico han sido:

- Por seguir desconociendo parcialmente el mecanismo subyacente a la SSR.
- Por no considerar la SSR lo suficientemente sensible en la detección precoz de la disfunción de fibra pequeña, a diferencia de la sensibilidad que aporta la SCR.
- Por reflejar también anomalías de la propia glándula sudorípara y de las fibras sensoriales aferentes del arco reflejo, no pudiendo discriminar entre estos factores; mientras que la SCR refleja únicamente la actividad de las fibras que inervan las glándulas sudoríparas, representando actividad nerviosa puramente sudomotora.
- Por no proporcionar una evaluación cuantitativa, a diferencia de la fácil medición que aporta la señal de la SCR.
- Por la variabilidad tanto en amplitud, latencia como forma de onda, llegando a presentar cambios en el mismo paciente ante estímulos consecutivos; mientras que la onda de la SCR es simple y monofásica.
- Por la obtención exclusiva, mediante el registro de SSR, de conclusiones válidas a partir de poblaciones bien definidas, de gran tamaño y en condiciones de registro altamente controladas; mientras que la SCR es apta para obtener conclusiones tan válidas como las anteriores, pero en grupos poblacionales más reducidos como ocurre en nuestro estudio.

III. HIPÓTESIS Y OBJETIVOS

1.-HIPÓTESIS

Nos planteamos si, del mismo modo que se ha identificado lesión funcional de las fibras sensitivas somáticas mielínicas tipo A-delta y amielínicas tipo C en pacientes con IOG con o sin GAA y en pacientes con diagnóstico reciente de DM2, debería registrarse daño funcional de las fibras autonómicas amielínicas tipo C en pacientes pertenecientes a las categorías de riesgo incrementado para DM2 y en DM2 con una evolución conocida menor o igual a ocho años.

Paralelamente nos planteamos si la afectación de las fibras autonómicas amielínicas tipo C, que inervan las glándulas sudoríparas ecrinas, ventrículo izquierdo y derecho, se produce antes, al mismo tiempo o después de comenzar la afectación de las fibras autonómicas tipo B, pertenecientes al nervio vago; pudiendo así estar presente en las categorías de riesgo e indicando afectación autonómica global, ya en estos estadios de la enfermedad hidrocarbonada.

Al ser la ND, la causa de neuropatía más común en el mundo occidental, cabría la posibilidad de que la causa, hasta la fecha desconocida, de dicha disfunción fuera una alteración hidrocarbonada; sin olvidar la afectación de fibras pequeñas en estadios previos al diagnóstico de DM2. Siendo el motivo por el cual, ante el diagnóstico de disfunción autonómica nos planteamos la necesidad de realizar una prueba de cribado/diagnóstico para DM2 y sus categorías de riesgo incrementado.

2.-OBJETIVO PRINCIPAL

Determinar la presencia o ausencia de daño funcional autonómico en los primeros años de enfermedad diabética establecida; así como valorar su presencia o ausencia en los estadios previos a esta enfermedad, conocidos actualmente como "categorías de riesgo incrementado para DM2" y previamente "prediabetes".

3.-OBJETIVOS SECUNDARIOS

- Valorar la FC en reposo, como índice diagnóstico de DACV.
- Determinar la contribución del índice de inspiración profunda, al diagnóstico de DACV parasimpática.
- Establecer el índice de respiración controlada, como prueba suficiente para evaluar disfunción autonómica parasimpática.
- Valorar mediante el índice de Valsalva, la implicación del SNS en la DACV.
- Determinar la respuesta de la FC al paso activo al ortostatismo, como índice diagnóstico de DACV parasimpática.
- Establecer la respuesta inmediata de la FC, en lugar de la PA diastólica, durante el SHGT como índice diagnóstico de disfunción autonómica simpática, mediada por la afectación de las fibras simpáticas que parten del ganglio estrellado derecho.
- Valorar el intervalo QTc prolongado como índice diagnóstico de DACV simpática, por afectación de las fibras simpáticas que parten del ganglio estrellado izquierdo.
- Determinar si hay diferencias estadísticamente significativas en el intervalo QT corregido; así como en su prolongación, entre los grupos poblacionales a estudio.
- Identificar a qué grupo pertenecen, aquellos pacientes con alteraciones en la repolarización ventricular, en relación con un intervalo QTc prolongado.
- Valorar la respuesta de la conductancia de la piel, como método diagnóstico de DAS; y por tanto de disfunción autonómica simpática periférica.
- Establecer la cronología del daño funcional autonómico, en relación con la correspondiente a las alteraciones en el metabolismo hidrocarbonado, detectando si son las fibras eferentes postgangionares simpáticas, o las fibras preganglionares parasimpáticas las primeras en dañarse; y determinar cuándo se comienza a detectar esta alteración.

  Nos basaremos no sólo en la posible afectación cronotrópica propia de la DACV, sino también en la posible afectación inotrópica mediante la prolongación del intervalo QTc; así como en la presencia de DAS.

- Contribuir a la clínica diaria del estudio funcional autonómico, determinando el mínimo de maniobras autonómicas necesarias para llegar al diagnóstico de DACV.
- Contrastar las mínimas pruebas autonómicas cardiovasculares posibles con una prueba autonómica sudomotora, que a partir del trabajo que nos ocupa, devenguen como las más simples, oportunas y que determinen la realidad de su diagnóstico.

IV. MATERIAL Y MÉTODOS

1.-DISEÑO DEL ESTUDIO

Se trata de un estudio observacional, longitudinal y prospectivo que fue diseñado a comienzos de 2009 e iniciado a mediados del mismo año.

Ha sido realizado en el ámbito del servicio de Medicina Interna del Hospital Clínico Universitario de Valladolid (HCUV); con la colaboración del servicio de Endocrinología y Nutrición del HCUV y del Centro de Automatización, Robótica y Tecnologías de la Información y de la Fabricación (CARTIF) de la Universidad de Valladolid.

La población de estudio está integrada por 90 pacientes, distribuidos por igual en tres grupos poblacionales (pacientes control, pacientes con riesgo incrementado para DM2 y pacientes con DM2) siguiendo los criterios diagnósticos ADA 2009.

Se establecieron unos criterios de inclusión y otros de exclusión, a cumplir de forma rigurosa por cada uno de los pacientes; de modo que de no ser así con alguno de los mismos, no se proseguiría con el protocolo y el paciente quedaría excluido.

Los pacientes venían derivados de forma voluntaria para someterse a nuestro estudio, tanto de las consultas de Medicina Interna como de Endocrinología y Nutrición; donde previamente se habían dado a conocer los criterios de inclusión y de exclusión del mismo, para facilitarnos su inclusión.

Con la salvedad de aquellos pacientes con diagnóstico de DM2, ya establecido desde consulta, al resto de los integrantes se les realizó un test de SOG.

En base a su resultado y al de determinaciones analíticas previas, que cumplieran los requisitos de nuestro estudio, se estableció el grupo al que pertenecía cada paciente y se revisó si cada uno de ellos, cumplían con los criterios analíticos de inclusión/exclusión.

En caso de ser el test de SOG positivo para DM2, se procedió a su repetición en un día diferente, para así confirmar el diagnóstico, en base a éste u otro criterio ADA 2009.

No hay que olvidar que, la HbA1c aún no había sido aceptada como criterio diagnóstico por la ADA 2009; de modo que, tan sólo fue empleada para conocer el grado de control glucémico que presentaba nuestra población diabética.

El registro obtenido de cada uno de los pacientes derivados, fue entregado a la División de Ingeniería Biomédica de CARTIF para su lectura e interpretación.

Los motivos que provocaron la exclusión de pacientes en el procedimiento de lectura fueron: la mala calidad o pérdida de la señal de SCR, imposibilitando su análisis; y la aparición de trastornos del ritmo cardiaco durante el registro, no conocidos previamente.

En los pacientes con mala calidad o pérdida de la señal de SCR en su registro, la incomodidad que suponía el exponerse de nuevo a la misma batería de pruebas autonómicas y el tiempo que su realización implicaba, justificaron que no volvieran a ser citados para la obtención de un nuevo registro.

2.-POBLACIÓN DE ESTUDIO

- Grupo control: formado por 30 pacientes (12 hombres y 18 mujeres), con edad media de 47,4 años y desviación típica de 7,3.
- Grupo de pacientes con riesgo incrementado para DM2: compuesto por 30 pacientes (16 hombres y 14 mujeres), con edad media de 53,7 años y desviación típica de 13.2.
- Grupo de pacientes con DM2: integrado por 30 pacientes (15 hombres y 15 mujeres), con edad media de 56,4 años y desviación típica de 8,4.
  - Este grupo estaba formado por 20 pacientes con una evolución conocida ≤ 4 años y 10 pacientes con una evolución comprendida entre los 5 y los 8 años.

2.1.-CRITERIOS DE INCLUSIÓN

- Paciente procedente de la consulta de Medicina Interna o Endocrinología y Nutrición, que estuviera dispuesto a realizarse un test de SOG como prueba de cribado/diagnóstico de DM2 y que reuniera una de las siguientes condiciones:
  - Edad comprendida entre los 25 y los 75 años, que presentara un IMC ≥ 25 kg/m2 y uno o más de los factores de riesgo que aparecen en la Tabla 1 [4].

- Edad ≥ 45 años, indistintamente de presentar o no más factores de riesgo asociado y que no supere los 75 años.

➢ Paciente con edad comprendida entre los 25 y los 75 años, que acudiera a la consulta de Medicina Interna o Endocrinología y Nutrición por diagnóstico reciente de DM2 o de alguna de sus categorías de riesgo incrementado, para establecer tratamiento médico.

➢ Paciente con edad comprendida entre los 25 y los 75 años, en seguimiento en consulta de Medicina Interna o Endocrinología y Nutrición por padecer DM2 y que tuviera una evolución de enfermedad conocida no mayor de 8 años.

  ❖ Optamos porque el grueso de nuestra población diabética tuviera una evolución de enfermedad conocida ≤ 4 años; y del mismo modo, una muestra representativa de mayor evolución, pero que no excediera los 8 años de evolución conocida; en base a los *end points* del estudio *Steno-2,* sobre afectación microangiopática en ≤ 4 años y macroangiopática en ≤ 8 años de evolución [141].

➢ Paciente con edad comprendida entre los 25 y los 75 años, en seguimiento en consulta de Medicina Interna o Endocrinología y Nutrición por otra patología y que presentara diagnóstico reciente de DM2 o de alguna de sus categorías de riesgo incrementado.

➢ Poseer la suficiente capacidad de comprensión y acción, como para realizar las pruebas exigidas en nuestro estudio, sin ayuda que pudiera interferir en su registro.

➢ Estar de acuerdo con el consentimiento informado, elaborado de acuerdo a las bases establecidas sobre los principios éticos para las investigaciones médicas en seres humanos, en la Declaración de Helsinki de la Asociación Médica Mundial, adoptada por la 18ª Asamblea Médica Mundial, Helsinki, Finlandia, junio de 1964 y enmendada por la 29ª Asamblea Médica Mundial, Tokio, Japón, octubre de 1975; la 35ª Asamblea Médica Mundial, Venecia, Italia, octubre de 1983; la 41ª Asamblea Médica Mundial, Hong Kong, septiembre de 1989; la 48ª Asamblea General, Somerset West, Sudáfrica, octubre 1996; la 52ª Asamblea General, Edimburgo, Escocia, octubre 2000; con nota de clarificación del párrafo 29 en la 53ª Asamblea General, Washington 2002; con nota de clarificación del párrafo 30 en la 55ª Asamblea General, Tokio 2004 y la 59ª Asamblea General, Seúl, Corea, octubre 2008.

- Manifestar su conformidad mediante la firma del consentimiento informado.

2.2.-CRITERIOS DE EXCLUSIÓN

- Haber sido diagnosticado de disautonomía mediante pruebas autonómicas con anterioridad a este estudio.
- Padecer neuropatía autonómica u otra causa de neuropatía: medicamentosa, tóxica, alcohólica, inmune… que interfiera en nuestro diagnóstico.
- Tomar fármacos con efecto cronotrópico o vasodilatadores, que puedieran inducir taquicardia refleja.
- Tomar beta-bloqueantes, por interferir en la funcionalidad del SNA.
- Tomar antagonistas del calcio del tipo 1: verapamil y diltiazem, por prolongar la conducción AV y el período refractario *in vitro* e *in vivo*.
- Presentar alteraciones en la calcemia, por alterar la conducción cardiaca.
- Ser portador de marcapasos.
- Presentar, previo al registro o durante el mismo, cualquier problema en la conducción cardiaca; ya sea de tipo auricular, como es el caso de bradicardia, fibrilación auricular permanente o un episodio de fibrilación auricular paroxística durante el mismo, o de tipo ventricular.
- Haberse registrado previamente o durante nuestro estudio, variaciones en la despolarización ventricular, tales como bloqueos de rama del haz de His, para que la representatividad de la despolarización ventricular en el QT sea mínima y refleje tan sólo cambios en la repolarización ventricular.
- Presentar alteraciones ya conocidas en el intervalo QT, como el síndrome del QT largo congénito (síndrome de Jervell y Lange-Nielsen, síndrome de Romano Ward) o adquirido.
- Padecer HVI, por predisponer a la prolongación del intervalo QT.
- Presentar tanto hipopotasemia como hipomagnesemia, por alargar el intervalo QT.

- Tomar fármacos que alteren el intervalo QT: haloperidol, amiodarona, flecainida...
- Haber padecido en los últimos seis meses de miocarditis o cardiopatía isquémica.
- Presentar descompensación cardiaca desde, al menos, una semana antes de realizarse las pruebas.
- Presentar descompensación de trastorno respiratorio ya conocido, que imposibilita la ejecución de varias pruebas y precisa de tratamiento con corticoides sistémicos.
- Haber empleado corticoterapia sistémica desde, al menos, una semana antes de realizarse las pruebas.
- Presentar cirrosis hepática, insuficiencia renal crónica o síndrome nefrótico.
- Presentar endocrinopatías tales como el hiperparatiroidismo, el hipoparatiroidismo o el feocromocitoma, siendo necesario su conocimiento al falsear los resultados.
- Detectar mediante estudio completo de hormonas tiroideas, alteraciones en el tiroides no conocidas y/o no controladas con la medicación pautada en el momento del estudio, con el fin de citarlo para la realización del estudio una vez fueran corregidas.
- Presentar deshidratación o fiebre desde una semana antes de realizarse las pruebas.
- Presentar evidencia de enfermedad metabólica aguda o episodios de hipoglucemia dentro de las 48 horas previas.
- Padecer retinopatía proliferativa en el momento del estudio, por el riesgo de hemorragia retiniana que conlleva el realizarles la maniobra de Valsalva.
- Presentar pobre visión, por las dificultades para ver el manómetro.
- Padecer síndrome del túnel carpiano en la mano dominante, al no poder realizar varias de las pruebas.

3.-VARIABLES DE ESTUDIO

3.1-VARIABLES ANTROPOMÉTRICAS

Las variables antropométricas valoradas en este trabajo se recogen en la Tabla 14.

Tabla 14. Variables antropométricas:	
Edad	Años
Sexo	Hombre / Mujer
Talla	Metros (m)
Peso	Kilogramos (kg)
IMC	Kg/m^2
Perímetro de la cintura	Centímetros (cm)
Perímetro del cuello	Centímetros (cm)

3.1.1-TALLA

La talla es la altura que tiene un individuo en posición vertical desde el punto más alto de la cabeza hasta los talones, manteniéndose en bipedestación.

Para su correcta medición ha de permanecer de espalda a la pared con la mirada al frente; con la cabeza, espalda, pantorrillas, talones y glúteos en contacto con la pared, cayendo los brazos naturalmente a lo largo del cuerpo; y con los pies en paralelo y juntos.

- ❖ Su medición se llevó a cabo empleando un estadiómetro hasta el centímetro más cercano.

3.1.2-PESO

El peso se valoró con el paciente en ropa interior, en ayunas, en bipedestación con los pies paralelos en el centro de la báscula y de frente al examinador; se intentó que tanto la vejiga como el recto, estuviesen vacíos antes de llevar a cabo su medición.

- ❖ Su medición se llevó a cabo empleando una báscula manual con una precisión de ± 0,1 kg.

3.1.3-IMC

El IMC se calculó dividiendo el peso en kilogramos entre el cuadrado de la altura en metros (kg/m^2). La SEEDO 2007 establece unos criterios para definir la obesidad en grados según el IMC (Tabla 15)[142].

Tabla 15. Criterios SEEDO para definir la obesidad en grados según el IMC:	
• Bajo peso	< 18,5 kg/m^2
• Normopeso	18,5 - 24,9 kg/m^2
• Sobrepeso grado I	25,0 - 26,9 kg/m^2
• Sobrepeso grado II (preobesidad)	27,0 - 29,9 kg/m^2
• Obesidad grado I	30,0 - 34,9 kg/m^2
• Obesidad grado II	35,0 - 39,9 kg/m^2
• Obesidad grado III (mórbida)	40,0 - 49,9 kg/m^2
• Obesidad grado IV (extrema)	≥ 50,0 kg/m^2

3.1.4-PERÍMETRO DE LA CINTURA

El perímetro de la cintura se determinó con una cinta métrica de 0,5 cm de ancho y dos metros de largo, con una resolución de lectura de 0,1 cm, flexible pero inextensible y milimetrada; estando el paciente en ayunas, en bipedestación, sin ropa y relajado (en espiración no forzada).

Para su correcta medición, se ha de localizar la parte superior de ambas crestas ilíacas y pasando por ellas, contornear todo el abdomen, mediante la técnica de cinta yuxtapuesta sostenida en nivel horizontal. Se recomienda hacer dos o tres intentos para tener un valor más ajustado.

Fueron empleados los criterios de la IDF 2005, considerándose patológico un perímetro de la cintura ≥ 94 cm en hombres, y un perímetro de la cintura ≥ 80 cm en mujeres[142,143].

3.1.5-PERÍMETRO DEL CUELLO

El perímetro del cuello se midió colocando la cinta métrica, inmediatamente por encima de la nuez de Adán y permaneciendo el paciente sentado, con la cinta posicionada en forma perpendicular al eje longitudinal de la cabeza y ubicada en el plano de *Frankfort* (el arco orbitario inferior debe ser alineado horizontalmente con el trago de la oreja, constituyendo una línea imaginaria que debe ser perpendicular al eje longitudinal del cuerpo) [144].

- Se considera indicador de elevado riesgo cardiovascular si su valor supera los 43 cm, debiendo sumar tres puntos si el individuo ronca habitualmente.

3.2-VARIABLES BIOQUÍMICAS

Tanto a los pacientes derivados desde consulta sin diagnóstico de alteración hidorcarbonada conocida, como a los diagnosticados de GAA, se les solicitó un test de SOG para enmarcarlo en función del resultado obtenido en el grupo control, en el grupo de pacientes con riesgo incrementado para DM2 o en el grupo de pacientes con DM2.

En el caso de ser positivo para DM2, se procedió a su repetición en un día diferente para confirmar el diagnóstico en base al mismo u otro criterio ADA 2009.

A todos los pacientes de nuestra población elegida, les fueron solicitadas 2 determinaciones analíticas de cada uno de los parámetros bioquímicos de interés para nuestro estudio, con el fin de obtener la media de los valores registrados y sin olvidar que alteraciones en el calcio, potasio o magnesio, ocasionaban la exclusión del paciente.

Las analíticas fueron realizadas en condiciones basales y pertenecían a dos días cercanos y previos a la realización de las pruebas.

Se tomó la muestra de sangre de la vena antecubital del brazo, obteniéndose un volumen de plasma suficiente para la determinación de los parámetros bioquímicos, que fue remitida para su procesamiento al servicio de Análisis Clínicos del HCUV.

Las variables bioquímicas, unidades empleadas, valores de normalidad fijados y técnicas empleadas se exponen en la Tabla 16.

Tabla 16. Variables bioquímicas:			
Variable	**Unidades**	**Normalidad**	**Técnica**
Glucemia basal	mg/dL	< 100	(1)
Insulina basal	mU/L	< 16	(2)
HOMA-IR	mU/mmol	< 3,8	(6)
HbA1c	%	≤ 7	(3)
Colesterol total	mg/dL	< 200	(1)
Colesterol HDL	mg/dL	> 40 hombres / > 50 mujeres	(1)
Colesterol LDL	mg/dL	< 100	(1)
Índice colesterol	-	< 3,5 hombres / < 3,4 mujeres	(1)
Triglicéridos	mg/dL	< 150	(4)
Microalbuminuria	mg/día	< 30	(5)
Homocisteína	µmoles/L	5 - 15	(1)
Ácido úrico	mg/dL	< 7 hombres / < 6 mujeres	(1)
ECA	µg/L	< 40	(1)
PCR	mg/L	< 3	(1)

(1) Autoanalizador Hitachi 917 (Roche Diagnostics)
(2) Architect 2000 (Abbott Laboratorios)
(3) HA 8140 System (Arkray)
(4) Fórmula de Friedewald
(5) Immage (Beckman-Coulter)
(6) Fórmula de HOMA-IR

3.2.1-GLUCEMIA E INSULINA BASAL Y HOMA-IR

En base a la determinación de la glucemia basal y tras 2 horas del test de SOG, se estableció el grupo poblacional al que pertenecía cada uno de los pacientes.

La hiperinsulinemia fue definida como los niveles basales de insulina en plasma ≥ 16 mU/L [145].

Se obtuvo la media de dos determinaciones analíticas de glucemia e insulina en situación basal, y en base a estas medias se calculó el *Homeostasis Model Assessment of*

Insulin Resistance (HOMA-IR) mediante el producto de la insulina plasmática basal expresada en mU/L y la glucemia basal expresada en mg/dL, dividido por 405.

Su determinación nos permite conocer la RI generada por una disminución de su función biológica, y caracterizada por requerir un alto nivel de insulina plasmática para mantener la homeostasis metabólica [146].

Los valores de HOMA-IR $\geq$ 3,8 se consideraron definitorios de RI, ajustado al perfil específico de la población española [147].

3.2.2-HEMOGLOBINA GLICOSILADA

Se empleó la media de las dos últimas determinaciones analíticas de HbA1c, solicitadas en consultas previas a la fecha del estudio.

Se obtuvo para determinar el grado de control glucémico del paciente con DM2, considerando un buen control glucémico valores de HbA1c $\leq$ 7%; ya que en el momento de diseñar nuestro estudio se habían fijado los criterios diagnósticos de la ADA 2009, entre los cuales aún no se encontraba la HbA1c.

3.2.3-MICROALBUMINURIA

Con el fin de evitar el factor de confusión del volumen de orina se realizaron mediciones de muestras de orina no cronometradas, tomadas por la mañana temprano de dos días cercanos y previos a la realización de las pruebas. De este modo fue determinado el índice de expulsión de albúmina.

- El índice normal de expulsión de albúmina es inferior a 20 mg/día.
- Valores persistentes entre 30 mg/día y 300 mg/día en un paciente diabético, se denomina microalbuminuria.
- Valores persistentes por encima de los 300 mg/día, se considera indicador de una proteinuria manifiesta [148].

3.2.4-ÍNDICE COLESTEROL

Se obtuvo para cada uno de los pacientes el índice de Castelli o índice aterogénico II, en base a la relación entre el colesterol total y el HDL colesterol.

Está relación muestra si los niveles de HDL son suficientes para la carga total de colesterol y directamente manifiesta la concentración de LDL y VLDL.

También resulta útil cuando el HDL parece ser el adecuado, pero el colesterol total está muy alto.

No se recomienda su uso como única variable a valorar, ya que cada una de las lipoproteínas es un factor independiente de cardiopatía coronaria.

El riesgo asociado se muestra en la Tabla 17 [149].

Tabla 17. Riesgo de enfermedad coronaria asociado con el índice de Castelli:

Hombre	Mujer	Riesgo coronario
< 3,5	< 3,4	Mitad del promedio
3,5 - 5,0	3,4 - 4,5	Promedio
5,1 - 9,6	4,6 - 7,1	Dos veces el promedio
9,7 – 24	7,2 - 11	Tres veces el promedio

3.2.5- HOMOCISTEÍNA, ÚRICO, ECA Y PCR

Se estableció como valor normal para la homocisteína, aquel que no excedía los 15 μmoles/L [150].

Para los niveles de ácido úrico se marcó el límite de la normalidad en menos de 7 mg/dL para hombres, y en menos de 6 mg/dL para mujeres [151].

Los niveles de ECA considerados como dentro de la normalidad fueron aquellos menores de 40 μg/L [152].

Finalmente, los niveles de PCR menores de 3 mg/L fueron considerados dentro de la normalidad [153].

3.3-VARIABLES CLÍNICO-EPIDEMIOLÓGICAS

Las variables clínico-epidemiológicas estudiadas se han obtenido de la información aportada por el paciente, siendo contrastada con los informes presentes en su historial clínico, y con los datos analíticos solicitados previamente con este fin; y se muestran en la Tabla 18.

Tabla 18. Variables clínico-epidemiológicas:	
Tabaquismo	No / Exfumador / Sí
Consumo tabáquico	Paquetes / año
Enolismo	No / Exalcohólico / Sí
Consumo de alcohol	Vasos de vino al día
Actividad física	Caminar $\geq$ 1 hora / día y/o deporte $\geq$ 2días / semana
HTA	No / Sí
Antecedentes de HTA	No / Sí
Hipercolesterolemia	No / Sí
Antecedentes hipercolesterolemia	No / Sí
Hipertrigliceridemia	No / Sí
Antecedentes hipertrigliceridemia	No / Sí
Cardiopatía isquémica	No / Sí
Antecedentes cardiopatía isquémica	No / Sí

3.3.1-TABAQUISMO

Para su determinación se empleó el concepto paquetes / año, que hace referencia al número de cigarrillos / día consumidos y al tiempo transcurrido como fumador; es decir, número de cigarrillos consumidos al día multiplicado por número de años que lleva consumiendo esa cantidad de tabaco y dividido por 20 [154].

- Grado leve de tabaquismo: menos de 5 paquetes / año: se valoró como 1.
- Grado moderado de tabaquismo: 5 - 15 paquetes / año: se valoró como 2.
- Grado severo de tabaquismo: más de 15 paquetes / año: se valoró como 3.

No está del todo establecido el tiempo necesario para considerar a un paciente exfumador, siendo lo más habitual admitir el plazo de un año de abstinencia (debe ser absoluta, sin recaer ni siquiera con un cigarrillo durante ese tiempo), aunque recientemente se ha rebajado a seis meses.

3.3.2-ENOLISMO

Si bien existe una susceptibilidad individual, el daño es dosis dependiente.

Se consideró de riesgo para hepatotoxicidad, un consumo regular de 20 a 40 gramos diarios de alcohol en mujeres y de 40 a 60 gramos diarios en hombres.

Se consideró perjudicial, un consumo regular promedio de más de 40 gramos de alcohol al día en mujeres y de más de 60 gramos al día en hombres [155,156].

Para establecer los gramos diarios de alcohol, se emplearon como referencias que una copa de licor o un combinado tiene aproximadamente 40 gramos de alcohol, un cuarto de litro de vino tiene 30 gramos de alcohol y un cuarto de litro de cerveza se corresponde con 15 gramos de alcohol.

- No consumo: se valoró como 0.
- Equivalente a 1 vaso vino/día: se valoró como 1.
- Equivalente a 2 vasos de vino/día: se valoró como 2.
- Equivalente a $\geq$ 3 vasos de vino/día (riesgo): se valoró como 3.

3.3.3-ACTIVIDAD FÍSICA

La actividad física se determinó en base al caminar diario a un paso ligero, que impidiera el habla mientras se camina, y a los días semanales de ejercicio físico reglado.

Se consideró como límite, el caminar no menos de una hora diaria y/o la realización de ejercicio físico reglado no menos de dos días por semana.

3.3.4-HTA

La presencia o ausencia de HTA fue establecida en base a los datos proporcionados por el paciente; al respecto de sus mediciones de PA en los últimos meses, y a los datos registrados en la historia clínica.

Se consideró que el paciente padecía HTA, según las recomendaciones establecidas en la la Guía 2007 de la *European Society of Hipertension* (ESH) y la *European Society of Cardiology* (ESC) para el manejo de la HTA y revisada dos años más tarde, con cifras de PA sistólica iguales o superiores a 140 mmHg y/o cifras de PA diastólica iguales o superiores a 90 mmHg, como se muestra en la Tabla 19 [157].

Añadir que, al no haberse llevado a cabo mediciones de PA ni tan siquiera para valorar su respuesta inmediata a los cambios posturales o en el SHGT (por centrarnos en el estudio de la FC), no se ha podido tampoco categorizar nuestra población teniendo en cuenta la guía sobre HTA del *Joint National Committee* de EE.UU. publicada en 2003 y que englobaba las categorías de PA normal y de presión en el límite alto de la normalidad en una única entidad, denominada "prehipertensión" [158].

Tabla 19. Clasificación ESH/ESC 2007 de las cifras de presión arterial en mmHg

Categoría	Sistólica	Diastólica
Óptima	< 120	< 80
Normal	120 - 129	80 - 84
En el límite alto de la normalidad	130 - 139	85 - 89
HTA grado 1	140 - 159	90 - 99
HTA grado 2	160 - 179	100 - 109
HTA grado 3	≥ 180	≥ 110
Hipertensión sistólica aislada	≥	< 90
Los grados 1, 2 y 3 corresponden a la clasificación en HTA leve, moderada y grave.		
La hipertensión sistólica aislada ha de graduarse (1, 2 ó 3) con arreglo a los valores de PA sistólica en los intervalos indicados, siempre que los valores diastólicos sean < 90.		

3.3.5-DISLIPEMIAS

Han sido empleados los criterios del *Third Report of the National Cholesterol Education Program (NCEP) Expert Panel on Detection, Evaluation, and Treatment Of High Blood Cholesterol in Adults (Adult Treatment Panel III)*, para el diagnóstico de dislipemia como se muestra en la Tabla 20 [159].

Tabla 20. Criterios NCEP-ATP III para dislipemias:	
Colesterol total	
• Deseable	< 200 mg/dL
• Limítrofe alto	200 - 239 mg/dL
• Alto	≥ 240 mg/dL
Colesterol LDL	
• Óptimo	<100 mg/dL
• Limítrofe bajo	100 - 129 mg/dL
• Limítrofe alto	130 - 159 mg/dL
• Elevado	160 - 189 mg/dL
• Muy elevado	≥ 190 mg/dL
Colesterol HDL	
• Bajo	< 40 mg/dL
• Normal	40 - 59 mg/dL
• Alto	≥ 60 mg/dL
Triglicéridos	
• Normal	< 150 mg/dL
• Levemente elevados	150 - 199 mg/dL
• Elevados	200 - 499 mg/dL
• Muy elevados	500 mg/dL

La American Heart Association (AHA) propone un valor de HDL-c < 50 mg/dL para riesgo aumentado de enfermedad cardiovascular en mujeres y así es considerado como criterio para síndrome metabólico por la IDF y NCEP-ATP III.

En nuestro estudio se han definido como niveles patológicos de HDL-c.

- HDL-c < 40 mg/dL en hombres.
- HDL-c < 50 mg/dL en mujeres.

3.3.6-CARDIOPATÍA ISQUÉMICA

La presencia de cardiopatía isquémica fue establecida en base a los datos proporcionados por el paciente y a los registrados en la historia clínica.

Se hizo una búsqueda exhaustiva de episodios de cardiopatía isquémica en los seis últimos meses, y de descompensación cardiaca al menos una semana antes de realizarse el estudio pues eran criterios de exclusión.

En aquellos pacientes que no referían padecer cardiopatía isquémica, se determinó su presencia, mediante el análisis del registro electrocardiográfico de nueve derivaciones, obtenido durante nuestro estudio.

Se consideraron hallazgos sugestivos de enfermedad coronaria, la presencia de onda T invertida, de depresión del segmento ST o de ondas Q.

3.3.7-HERENCIA CARDIOVASCULAR

Se hizo hincapié en conocer de cada paciente la presencia de antecedentes familiares de HTA, hipercolesterolemia e hipertrigliceridemia.

Se tuvo presente el mayor riesgo cardiovascular que un paciente presenta, por el hecho de que su padre, hermano o hijo, padeciera de cardiopatía isquémica antes de los 55 años, o bien su madre, hermana o hija, la padeciera antes de los 65 años.

4.-ESTUDIO DE LA FUNCIÓN AUTONÓMICA

4.1-REQUISITOS PARA LA REALIZACIÓN

A cada paciente se le comunicó previamente que, para poder llevar a cabo las pruebas, ese día debía presentarse en la consulta a las 8:00 a.m. cumpliendo los requisitos necesarios para mantenerse en condiciones basales y que de no cumplirlos, sería citado otro día.

- Ayuno de al menos ocho horas, con alimentación previa sin restricciones.
- Actividad física habitual desde al menos tres días previos a la prueba.
- No ingesta de bebidas estimulantes o alcohólicas en las doce horas previas.
- No fumar desde la medianoche anterior.
- Aquellos en tratamiento con insulina, no debían aplicarse la dosis correspondiente, poco tiempo antes de acudir a la consulta, para evitar la prolongación que se produce en el intervalo QT tras su administración [160].

4.2-ÁMBITO DE LA REALIZACIÓN

Se procuró que cada paciente permaneciera durante todo el registro en unas condiciones, lo más cercano posible a las basales.

Para lograrlo, se procedió al acondicionamiento de la consulta donde se llevaron a cabo las pruebas, mediante el cierre de ventanas, la bajada de persianas y el ajuste de la temperatura en 24±2°C.

Del mismo modo, se procedió al cierre de la puerta con seguridad para evitar que personal ajeno al estudio, al entrar, artefactara el registro; y se desconectaron los teléfonos, para que posibles llamadas no interfirieran durante las pruebas.

Todas estas medidas tenían por fin, lograr un ruido ambiental exterior mínimo, un ambiente relajado, con ausencia de ruidos y voces ajenas al personal del estudio, y las mejores condiciones para la fiabilidad de los registros.

Se procuró que el mobiliario médico fuese confortable y se le invitó al paciente a que cambiara su ropa por un pijama de hospitalización, para evitar de este modo que cinturones, mallas, elásticos... impidiesen la correcta realización de las pruebas; así como a que se sentara en una silla con reposabrazos y respaldo para que estuviera cómodo y evitar percance alguno en caso de posibles mareos secundarios a estimulación vagal.

Se garantizó la seguridad médica, al llevarse a cabo en horario laboral y en una consulta anexa a la planta de hospitalización; permitiéndose la asistencia en caso de haber sido necesaria por desvanecimiento o cualquier otro síntoma de descompensación, pero que no fue necesario durante el estudio.

No debemos olvidar que, se estuvo creando una condición estresante fisiológica para el sistema cardiovascular, y aunque el nivel de riesgo fue bajo, la divisa no dejó de ser en ningún momento *"primum non nocere"*.

4.3-PROTOCOLO EXPERIMENTAL

En primer lugar se explicó a cada paciente, con sumo detalle, los motivos que nos llevaron a realizar este estudio, así como cada una de las pruebas, explicando los riesgos a que se exponía, y en contrapartida, los beneficios que obtendría del mismo.

Cada duda planteada por el paciente, a lo largo de la explicación, fue resuelta y una vez conforme, se le hizo entrega del consentimiento informado para que una vez leído y firmado, se pudiera iniciar el estudio.

En segundo lugar, se llevó a cabo una exhaustiva recogida de datos acerca de antecedentes personales y familiares, tanto de la esfera cardiológica, neumológica como endocrinológica; así como de los restantes FRCV.

La información aportada por cada paciente fue contrastada con los informes presentes en su historial y con los datos analíticos solicitados previamente para tal fin.

Una vez completado el cuestionario y realizada la valoración antropométrica, se le invitó a que se sentara en una silla con reposabrazos y respaldo, situada delante de la mesa donde se encontraba el instrumental, para que estuviera cómodo en reposo mientras se iba normalizando su ritmo cardiaco.

Acto seguido, se dotó al paciente de un esfigmomanómetro con el balón inflado y se le pidió que lo apretase con su mano dominante lo más fuerte que pudiera, para fijar su contracción voluntaria máxima de cara a la realización del SHGT.

Para concluir la preparación del paciente, se procedió a la colocación de un sensor con gel conductivo isotónico, para el registro de la sudoración en las yemas de los dedos índice y medio de la mano no dominante, con el propósito de evitar la pérdida de señal que se genera por desgaste neural mecánico en la mano dominante.

Se le comentó al paciente, que dejara descansar su antebrazo y mano no dominantes sobre el reposabrazos, y que intentara en la medida de lo posible no movilizarlos a lo largo del registro para evitar interferencias.

Del mismo modo, se procedió a la colocación de los electrodos necesarios para capturar un registro electrocardiográfico convencional, integrado por seis derivaciones bipolares (DI, DII, DIII, aVL, aVR y aVF) y tres derivaciones unipolares precordiales (V3, V4 y V5-V6), no pudiéndose ampliar el estudio a doce derivaciones por motivos técnicos, y teniendo que prescindir del registro de V1 y V2.

Se decidió capturar la señal de V3, al estar teóricamente situada sobre el tabique interventricular, lo que hace de ella una derivación transicional entre las estructuras miocárdicas izquierdas y derechas. La elección de V4, se fundamentó en que el electrodo se sitúa en la región de la punta del ventrículo izquierdo, que es donde mayor grosor muestra. De igual modo, se optó por la colocación del último electrodo a medio camino entre la localización de V5 y V6, al encontrarse debajo suyo el miocardio del ventrículo izquierdo, cuyo grosor ha disminuido con respecto a la región de la punta y seguirá disminuyendo hacia la pared posterior.

Una vez colocados todos los sensores y electrodos, se ajustaron sus señales para una correcta visualización en el monitor; y tras lograr la normalización de las señales electrocardiográficas, y que la línea de registro de SCR se mantuviera estable se daba por iniciado el estudio y por tanto la captura de datos.

Cumplidos veinte minutos de registro permaneciendo el paciente en reposo, y manteniendo una respiración periódica habitual en su quehacer diario, a través de un tubo de goma de pequeña sección a modo de boquilla y con las fosas nasales tapadas por una pinza, se registró la FC en reposo.

Manteniendo las premisas previamente citadas, se procedió a la realización de la batería de maniobras autonómicas que explicamos a continuación:

- Para la primera maniobra, se le pidió al paciente que realizase una inspiración profunda y brusca (lo máximo que pudiera y en el menor tiempo posible), seguida de una espiración lenta y prolongada hasta lograr vaciar los pulmones, para continuar con su respiración habitual hasta lograr normalizar las señales.
  Se señalaba, tanto el inicio de la inspiración profunda brusca, como el inicio de la espiración lenta y prolongada.
- Para la segunda maniobra, se le pidió al paciente que respirara a un ritmo de seis ciclos respiratorios por minuto, manteniendo tanto el ritmo como la intensidad a lo largo de la prueba. Para ello, el paciente realizaba una inspiración profunda de cinco segundos de duración, seguida de una espiración también profunda de otros cinco segundos de duración, y repetía el ciclo hasta completar seis ciclos en el transcurso de un minuto.
  Se señalaba, tanto el inicio de cada ciclo respiratorio, como la conclusión de la prueba.
  - Con el objetivo de guiar al paciente en sus incursiones respiratorias, CARTIF desarrolló un dispositivo consistente en cinco luces que secuencialmente se encendían y apagaban; permitiendo saber no solamente el tiempo transcurrido, sino también la fase del ciclo respiratorio en la que se debía encontrar.
- Para la tercera prueba, se llevaba a cabo una maniobra de Valsalva, para la cual el paciente en primer lugar realizaba una inspiración profunda a través de la boquilla. Seguidamente, soplaba a su través con la fuerza suficiente como para mantener la columna de mercurio de un esfigmomanómetro modificado a una presión equivalente a 40 mmHg, durante quince segundos. Finalmente, continuaba con su respiración habitual hasta lograr la estabilización de las señales.
  Debido a que los pacientes podían alterar la maniobra, bien taponando la boquilla con la lengua o bien cerrando la glotis una vez alcanzada la presión para no continuar soplando; se les explicaba previamente que la realización de dichas maniobras anularía la prueba.

- ❖ Para determinar la repercusión que tiene la contracción muscular isométrica sostenida (SHGT) sobre la FC, se le pidió al paciente que aplicase la presión fija correspondiente al 30% de su contracción voluntaria máxima durante dos minutos.
- ❖ Acto seguido se le pidió al paciente que adoptase la posición bípeda desde la posición de sentado, para pasar pasados escasos segundos a la posición de decúbito supino, permaneciendo tumbado sobre una camilla durante diez minutos.
- ❖ Para terminar el estudio el paciente adoptó desde el decúbito supino, la posición bípeda en el menor tiempo que le fuera posible y sin serle ofrecida ayuda alguna, marcando sobre el registro electrocardiográfico el momento de inicio de la bipedestación y permaneciendo en esta posición durante otros diez minutos.
- ❖ Una vez sentado de nuevo se dio por concluido el registro y se procedió a la retirada de sensores y electrodos.
    - ➢ Cada prueba fue repetida en tres ocasiones, habiendo transcurrido entre prueba y prueba al menos dos minutos, y siempre que la señal de la SCR se hubiera estabilizado.
    - ➢ Optamos por emplear la segunda respuesta para el análisis de SCR, debido a que la respuesta asociada es distinta en cada repetición del mismo estímulo y con el objetivo de evitar que se produjera el proceso de habituación.

Para el registro de la actividad de la FC se empleó un polímetro *BioPac System®, model MP 150,* con una frecuencia de muestreo seleccionada en 1 kHz.

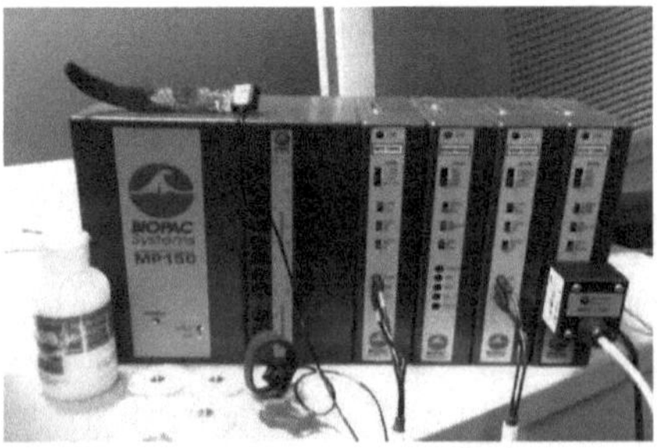

Figura 13. Modelo de BioPac System®

Para la detección de los eventos R de la señal del EKG se desarrolló un software propio en Matlab 7®, que permite en un primer paso visualizar un registro electrocardiográfico con el objetivo de determinar si el estudio es válido.

En un segundo paso, permite realizar una búsqueda automática de eventos R siguiendo los pasos del algoritmo propuesto por Martínez [161].

Es en este momento cuando, se debe realizar una inspección visual del registro cardiotacográfico (serie de los eventos RR) para corregir posibles fallos en la detección automática de algún evento, tales como eventos falsos detectados positivamente (falsos positivos) o algún evento R que no se hubiera detectado (falso negativo), y que generalmente se generan como consecuencia de algún ruido exógeno al estudio, por lo que es imprescindible eliminarlos para no alterar los índices que se calculen posteriormente.

Con el fin de solventar y facilitar estos inconvenientes, este programa cuenta con herramientas visuales que permiten corregir estos problemas de manera ágil, y como resultado final de este proceso se genera un registro que se almacena en formato digital.

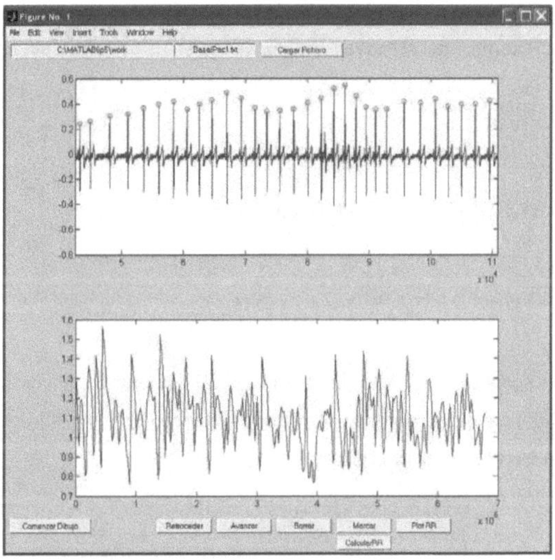

Figura 14. Captura de pantalla del programa de procesamiento de señal desarrollado para este trabajo en Matlab 7®

El estudio se componía de diferentes pruebas, monitorizadas mediante electrocardiografía en las derivaciones bipolares DI, DII y DIII, derivaciones unipolares de miembros aVL, aVR y aVF y en tres derivaciones unipolares precordiales V3, V4 y V5-V6; con el fin de recoger el intervalo RR y el intervalo QT.

Las variables que componen el estudio de DACV son:

- ❖ Registro de la FC tras veinte minutos de reposo.
- ❖ Variación del ritmo cardiaco con la inspiración profunda.
- ❖ Variación del ritmo cardiaco durante una respiración lenta y controlada.
- ❖ Respuesta del ritmo cardiaco a la maniobra de Valsalva.
- ❖ Respuesta inmediata del ritmo cardiaco a los cambios posturales.
- ❖ Respuesta de la FC a la contracción muscular isométrica sostenida (SHGT).
- ❖ Prolongación del intervalo QTc.

Del mismo modo se obtuvo la señal de SCR asociada a los siguientes estímulos autonómicos:

- ➢ Inspiración profunda.
- ➢ Respiración controlada.
- ➢ Maniobra de Valsalva.
- ➢ Paso activo al ortostatismo.
- ➢ SHGT.

4.4-VARIABLES AUTONÓMICAS CARDIACAS

4.4.1-RITMO CARDIACO EN REPOSO

Se corresponde con el valor promedio de la FC, durante los cinco últimos minutos de los veinte minutos que el paciente permanece en reposo, previos al inicio de la batería.

Se consideraron en latidos por minuto:

- ❖ Valores normales: ≤ 90.
- ❖ Valores limítofes: 91 - 99.
- ❖ Valores anómalos: ≥ 100.

4.4.2-ÍNDICE DE INSPIRACIÓN PROFUNDA

Fue calculado mediante la diferencia entre el ritmo cardiaco máximo durante la ejecución de la maniobra de inspiración profunda y el ritmo cardiaco mínimo durante los quince segundos posteriores a dicha maniobra.

Fueron considerados en latidos por minuto:

- Valores normales: ≥ 15.
- Valores limítrofes: 11 - 14.
- Valores anómalos: ≤ 10.

4.4.3-ÍNDICE DE RESPIRACIÓN CONTROLADA

Ha sido cuantificado mediante la diferencia entre el promedio del ritmo cardiaco durante la inspiración, y el promedio del ritmo cardiaco durante la espiración, registrados en la maniobra de respiración controlada.

Se consideraron en latidos por minuto:

- Valores normales: ≥ 15.
- Valores limítrofes: 11 - 14.
- Valores anómalos: ≤ 10.

4.4.4-ÍNDICE DE VALSALVA

Se corresponde con el cociente entre el máximo intervalo RR registrado durante los 45 segundos de reposo posteriores a la maniobra de Valsalva y el mínimo intervalo RR durante los 15 segundos de la propia maniobra.

Fueron considerados:

- Valores normales: ≥ 1,21.
- Valores limítrofes: 1,11 - 1,20.
- Valores anómalos: ≤ 1,10.

4.4.5-ÍNDICE 30:15

Ha sido definido como el cociente entre la duración del intervalo RR correspondiente al latido cardiaco 30° y la duración del intervalo RR correspondiente al latido 15°, después del paso activo al ortostatismo.

Fueron considerados:

- Valores normales: ≥ 1,04.
- Valores limítrofes: 1,01 - 1,03.
- Valores anómalos: ≤ 1,00.

4.4.6-ÍNDICE DE SHGT

En un intento por hacer más sencilla la batería de pruebas autonómicas, optamos por la determinación de la FC, en lugar de la PA diastólica, durante la SHGT.

Para determinar la respuesta de la FC al SHGT, calculamos la diferencia entre la FC mayor alcanzada durante los dos minutos de duración de esta maniobra, y la FC media antes de ser llevada a cabo.

Establecimos como límite de la normalidad, un incremento del ritmo cardiaco > 12 lpm, siendo considerado valor anómalo aquel incremento ≤ 12 lpm.

Para establecer estos límites nos basamos en los resultados obtenidos por Nazar y cols. [162], Ewing y cols. [163], Marin-Neto y Maciel [164], Hanson y Nagle [165], en cuyos estudios conciben, del mismo modo que nosotros, el SHGT como el mantenimiento del 30% de la contracción voluntaria máxima durante aproximadamente 2 minutos.

4.4.7-INTERVALO QT CORREGIDO PROLONGADO

Una vez escogida la derivación que más se aproximara al eje cardiaco, se procedió a la medición de los intervalos QT registrados durante el período de tiempo correspondiente a los diez minutos que el paciente permaneció en decúbito supino.

Para la medición de la posición del complejo QRS se empleó el algoritmo de Martínez [156]. Mientras que, para la correcta medición del final de la onda T (sufre un acoplamiento suavemente al segmento isoeléctrico) se utilizó el *Farina's discrete wavelet transform (DWT) algorithm* [166-167].

Se trata de una herramienta de análisis de señales, que descompone una señal en un conjunto de subseñales, cada una de ellas con información de una cierta banda de frecuencia, que no se superponen entre sí [168-170].

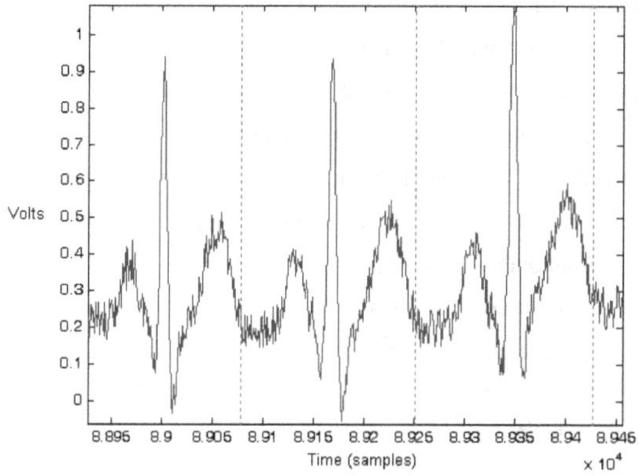

Figura 15. Ejemplo de la detección del final de ondas T mediante *Farina's DWT algorithm*

Posteriormente, la medición de estos intervalos QT fue corregida mediante la fórmula de Bazett y se obtuvo los QTc de cada paciente durante esos diez minutos.

Finalmente, se calculó el QTc promedio intrapaciente, siendo la medición utilizada en nuestro estudio y se consideraron en milisegundos:

- Valores normales: 300 - 440 en hombres y 300 - 450 en mujeres.
- Valores limítrofes: 440 - 470 en hombres y 450 - 480 en mujeres.
- Valores anómalos: superiores a 470 en hombres y 480 en mujeres.

4.5-VARIABLES AUTONÓMICAS SUDOMOTORAS

La medición de la SCR va asociada a un estímulo puntual, y cada respuesta asociada es distinta en una repetición del mismo.

Finalmente, se escogió la segunda respuesta a un mismo estímulo, por ser la de mejor amplitud antes de que se produjera el proceso de habituación (reducción en la amplitud tras una estimulación repetitiva, dependiente del número de estímulos aplicados, el tiempo entre ellos y el tiempo total del experimento).

Los estímulos autonómicos realizados y que se asocian a respuesta sudomotora fueron la inspiración profunda, la respiración controlada, la maniobra de Valsalva, la respuesta al paso activo al ortostatismo y el SHGT.

Resultó imposible la medición de la respuesta sudomotora asociada al paso activo al ortostatismo, por el ruido electromiográfico que se generaba con el cambio postural.

Por ello, finalmente se obtuvo el registro de la respuesta sudomotora asociada a las siguientes maniobras autonómicas:

- SCR (inspiración profunda).
- SCR (respiración controlada).
- SCR (maniobra de Valsalva).
- SCR (SHGT).

5.-CONSIDERACIONES ÉTICAS

El protocolo diseñado para nuestro estudio fue aprobado por el Comité Ético del HCUV.

En la base de datos no se incluyó información que pudiera identificar, directa o indirectamente, a los participantes del estudio.

Se consiguió que el consentimiento informado fuera aceptado y firmado en todos los casos.

6.-REVISIÓN BIBLIOGRÁFICA

La revisión bibliográfica ha sido realizada a través de la página de internet *PubMed* (http://www.ncbi.nlm.nih.gov/PubMed), un servicio de acceso libre a la base de datos *Medline* proporcionado por la *National Library of Medicine*, utilizando el programa *Microsoft Internet Explorer 8.0.*

Para la búsqueda inicial, se han empleado términos libres y vocabulario controlado (*MeSH - autonomic neuropathy, type 2 diabetes and autonomic dysfunction*).

Los términos de búsqueda han sido relacionados mediante operadores lógicos, e implementado mediante truncadores, limitándose a los años 1977 - 2010, todos los idiomas, investigación en humanos y artículos con *abstract.*

De los artículos recuperados han sido seleccionados los que aportaban la información más válida e importante según criterio personal.

La base de datos de la revista *Diabetes Care* (con acceso completo a sus artículos) ha sido consultada también a través de Internet mediante suscripción.

Han sido utilizados libros de texto, monografías y manuales actualizados de interés relevante.

Una parte de la bibliografía ha sido obtenida a través de los estudios o revisiones procedentes de las fuentes anteriores.

7.-ANÁLISIS ESTADÍSTICO

Se ha realizado un análisis descriptivo de todas las variables recogidas.

Estos datos se presentan según los tres grupos del estudio: control, riesgo incrementado para DM2 y DM2.

Las variables cuantitativas se presentan con la media y la desviación típica.

Las variables cualitativas se exponen según la distribución de frecuencias.

Mediante el test Chi-Cuadrado de Pearson, se ha analizado la asociación entre las variables cualitativas de los tres grupos a estudio.

Para los casos en que el número de celdas, con valor esperado menor de 5, fuera mayor del 20%, se ha utilizado el test exacto de Fisher o el test de razón de verosimilitud para variables con más de dos categorías.

Se ha empleado el coeficiente de correlación de Pearson para analizar la relación existente entre la respuesta sudomotora y del ritmo cardíaco, a los distintos estímulos autonómicos.

Las comparaciones de los valores cuantitativos se han realizado mediante las prueba t de Student para muestras independientes o la prueba U de Mann-Whitney en el caso de tener dos grupos.

El Anova de un factor o la prueba H de Kruskal-Wallis se ha usado cuando el número de grupos era mayor.

Como pruebas a posteriori se han utilizado la *Least Significant Difference* (LSD) de Fisher y la T de Dunnett.

Aquellos valores de $p < 0,05$ han sido considerados estadísticamente significativos.

Los datos han sido analizados usando le versión 18.0 para Windows del programa estadístico Statistical Package for the Social Sciences (SPSS).

V. RESULTADOS

1.-VARIABLES ANTROPOMÉTRICAS

*: control - preDM - DM2	CONTROL		RIESGO INCREMENTADO DM2		DM2		
	media ± desviación típica (mínimo - máximo)		media ± desviación típica (mínimo - máximo)		media ± desviación típica (mínimo - máximo)		p-valor
Edad (años)	**47,4** ± 7,30 (31 - 61)		**53,7** ± 13,2 (27 - 75)		**56,4** ± 8,4 (28 - 67)		0,075
Hombre	**49,4** ± 7,4 (40 - 61)		**48,5** ± 13,3 (27 - 74)		**54,9** ± 10,6 (28 - 67)		-
Mujer	**46,6** ± 7,2 (31 - 58)		**59,6** ± 10,8 (43 - 75)		**58,4** ± 5,2 (47 - 66)		-
Talla (metros)	**1,60** ± 0,10 (1,50 - 1,90)		**1,60** ± 0,10 (1,50 - 1,90)		**1,60** ± 0,10 (1,40 - 1,80)		0,992
Peso (kg)	**76,7** ± 27,4 (49,5 - 170,0)		**77,6** ± 18,8 (46,0 - 128,0)		**81,1** ± 17,7 (54,0 - 142,5)		0,733
IMC (kg / m^2)	**28,1** ± 7,3 (21,1 - 53,7)		**28,3** ± 4,9 (17,1 - 39,6)		**29,7** ± 4,4 (23,8 - 43,8)		0,510
Cintura (cm)	**92,2** ± 16,8 (70,0 - 140,0)		**96,4** ± 12,0 (70,0 - 125,5)		**99,1** ± 11,5 (87,5 - 120,5)		0,169
Cuello (cm)	**35,9** ± 4,8 (30,5 - 46,0)		**35,7** ± 3,9 (30,0 - 44,5)		**36,6** ± 3,3 (30,5 - 43,0)		0,785

		n	%	n	%	n	%	p-valor
IMC (kg / m^2)	**Bajo Peso**	1	3,3	1	3,3	0	0,0	**0,047***
	Normal	12	40,0	6	20,0	3	10,0	
	Sobrepeso	12	40,0	15	50,0	13	43,3	
	Obesidad	5	16,6	8	26,6	14	46,6	

1.1-EDAD Y SEXO

Dado que no hubo diferencia estadísticamente significativa en razón de edad, se aceptó que el grupo control presentase menor edad que el grupo de pacientes con riesgo incrementado para DM2, y éste a su vez que el grupo de pacientes con DM2; como corresponde con la propia evolución de la alteración hidrocarbonada.

La distribución por sexo fue homogénea tanto en el grupo de pacientes con riesgo incrementado para DM2 como en el de pacientes con DM2; no obstante, el grupo control presentó una diferencia a favor de mujeres, sin alcanzar la significación estadística.

1.2-TALLA Y PESO

No se hallaron diferencias estadísticamente significativas entre los distintos grupos poblacionales, en razón de talla y peso.

No obstante, el peso del grupo de pacientes con DM2 fue superior al del grupo de pacientes con riesgo incrementado para DM2, y el de éste a su vez superior al del grupo control.

1.3-IMC

Se encontraron diferencias estadísticamente significativas entre los distintos grupos poblaciones en relación al IMC, con un valor de p de 0,047.

La prevalencia global de obesidad para nuestra población fue del 30,0%; mientras que la de sobrepeso fue del 44,4%; de tal modo que, el 74,4% de nuestros pacientes presentaban un peso superior al considerado como normal.

El 40,0% del grupo control, el 50,0% del grupo con riesgo incrementado para DM2 y el 43,3% del grupo con DM2 presentaron un peso catalogable dentro de la categoría de sobrepeso.

El 16,6% del grupo control, el 26,6% del grupo con riesgo incrementado para DM2 y el 46,6% del grupo con DM2 fueron catolagados en los distintos grados de obesidad.

1.4-PERÍMETRO DE LA CINTURA

Aunque no se halló significación estadística entre los grupos poblacionales, el perímetro de cintura del grupo de pacientes con DM2 fue mayor que el del grupo de pacientes con riesgo incrementado para DM2, y el de éste a su vez que el del grupo control.

Resultó común encontrar un perímetro de cintura superior al normal, tanto en hombres como en mujeres.

Cabe destacar que en el grupo de pacientes con DM2, ningún paciente, tenía un perímetro inferior al límite establecido por la IDF 2005 para hombres y mujeres [142,143].

1.5-PERÍMETRO DEL CUELLO

No se encontraron diferencias estadísticamente significativas entre los grupos estudiados, en relación al perímetro del cuello.

Todos los valores registrados fueron inferiores a los 43 cm establecidos como límite de la normalidad [144], encontrando los mayores en el grupo con DM2.

Los valores encontrados en el grupo de pacientes con riesgo incrementado para DM2 y en el grupo control, fueron muy similares pero inferiores a los del grupo de pacientes con DM2.

2.-VARIABLES BIOQUÍMICAS

+: control - DM2 #: preDM - DM2	CONTROL	RIESGO INCREMENTADO DM2	DM2	
	media ± desviación típica (mínimo - máximo)	media ± desviación típica (mínimo - máximo)	media ± desviación típica (mínimo - máximo)	p-valor
Insulina basal (mU / L)	**9,7** ± 7,8 (3,0 - 39,0)	**11,0** ± 5,0 (4,0 - 24,0)	**12,6** ± 9,9 (4,0 - 47,0)	0,389
HOMA-IR (mU / mmol)	**2,2** ± 1,8 (0,6 - 9,2)	**2,8** ± 1,2 (1,1 - 6,0)	**4,5** ± 3,4 (1,1 - 13,8)	**0,014+**
HbA1c (%)	**5,7** ± 0,3 (5,0 - 6,0)	**6,0** ± 0,3 (5,6 - 6,3)	**7,0** ± 1,1 (5,5 - 10,0)	**<0,001#**
Colesterol total (mg/dL)	**216,3** ± 41,1 (125,0 - 308,0)	**215,9** ± 36,9 (163,0 - 353,0)	**213,4** ± 31,7 (150,0 - 289,0)	0,946
HDL-c (mg/dL)	**56,4** ± 17,5 (33,0 - 117,0)	**50,3** ± 13,4 (33,0 - 90,0)	**45,5** ± 15,8 (6,0 - 70,0)	**0,033+**
HDL hombre (md/dL)	**44,3** ± 13,8 (33,0 - 71,0)	**44,0** ± 8,8 (33,0 - 62,0)	**39,6** ± 15,7 (6,0 - 67,0)	-
HDL mujer (mg/dL)	**61,5** ± 16,6 (43,0 - 117,0)	**57,6** ± 14,2 (39,0 - 99,0)	**51,9** ± 13,7 (25,0 - 70,0)	-
LDL-c (mg/dL)	**137,6** ± 40,1 (61,2 - 228,8)	**139,2** ± 31,8 (66,0 - 226,0)	**130,0** ± 29,6 (73,8 - 201,4)	0,548
Índice colesterol	**4,1** ± 1,4 (2,1 - 7,4)	**4,4** ± 1,4 (2,4 - 8,8)	**6,2** ± 7,5 (2,9 - 44,2)	0,154
Triglicéridos (mg/dL)	**112,1** ± 62,4 (45,0 - 334,0)	**131,2** ± 80,0 (57,0 - 413,0)	**192,1** ± 155,0 (51,0 - 781,0)	**0,041+**
µalbuminuria (mg/día)	**5,0** ± 6,8 (2,9 - 19,6)	**3,3** ± 0,7 (2,9 - 5,6)	**7,3** ± 14,7 (2,9 - 447,0)	0,158
Homocisteína (µmoles/L)	**9,3** ± 2,8 (5,0 - 18,0)	**9,6** ± 1,5 (7,0 - 12,0)	**10,8** ± 5,2 (7,0 - 33,0)	0,241
Ácido úrico (mg/dL)	**4,4** ± 1,4 (2,1 - 8,0)	**5,0** ± 0,9 (3,4 - 7,5)	**5,4** ± 1,5 (2,9 - 8,4)	**0,028+**
ECA (µg/L)	**37,7** ± 17,4 (12,0 - 79,2)	**37,5** ± 14,6 (8,5 - 62,2)	**31,6** ± 19,4 (2,8 - 87,2)	0,387
PCR (mg/dL)	**4,8** ± 7,6 (1,0 - 27,0)	**3,6** ± 3,8 (1,0 - 18,0)	**7,5** ± 11,8 (1,0 - 45,0)	0,276

2.1-GLUCEMIA E INSULINA BASAL Y HOMA-IR

Los niveles basales de insulina en plasma, aumentaron a medida que progresaba la alteración hidrocarbonada, pero sin registrarse significación estadística entre los grupos.

Los valores máximos de insulina basal reflejaron la presencia de pacientes con hiperinsulinemia en los tres grupos poblaciones, siendo encontradas las mayores cifras de hiperinsulinemia en el grupo de pacientes con DM2; si bien, los valores medios de insulina basal se mantuvieron lejos del límite de la normalidad [145].

No se encontraron diferencias estadísticamente significaticas para el valor HOMA-IR entre el grupo control y el grupo de pacientes con riesgo incrementado para DM2.

Por el contrario, sí se encontraron entre el grupo control y el grupo de pacientes con DM2; así como entre el grupo de pacientes con riesgo incrementado para DM2 y el grupo de pacientes con DM2, con un valor de p de 0,014.

El mayor valor medio de HOMA-IR correspondió al grupo con DM2, situándose por encima del valor límite establecido para RI [147].

Tanto el grupo de pacientes con riesgo incrementado para DM2 como el grupo control presentaron un valor medio de HOMA-IR menor que el del grupo de pacientes con DM2, siendo valores por debajo del límite establecido para RI [146].

2.2-HEMOGLOBINA GLICOSILADA

El grupo de pacientes con DM2 presentaba un valor medio de HbA1c de 7,0%, poniendo de manifiesto, de forma mayoritaria, el buen control glucémico de nuestra población diabética.

Tan sólo cuatro de sus integrantes mostraron mal control glucémico, al presentar valores de HbA1c por encima de 7,0%, siendo el mayor valor registrado de 10,0%.

2.3-MICROALBUMINURIA

No se detectó significación estadística para la microalbuminuria entre los grupos; siendo el valor medio de cada grupo, inferior al límite establecido para la normalidad [148].

En el grupo de pacientes con DM2 se encontraron dos pacientes con microalbuminuria y uno con proteinuria manifiesta, que corresponde con el valor máximo registrado.

2.4-ÍNDICE COLESTEROL, HOMOCISTEÍNA, ÚRICO, ECA Y PCR

Sin detectarse significación estadística para el índice colesterol, tanto el grupo control como el grupo de pacientes con riesgo incrementado para DM2 tenían un riesgo coronario equivalente al promedio; siendo de dos veces el promedio para el grupo de pacientes con DM2.

Los niveles de ácido úrico fueron aumentando a medida que progresaba la alteración hidrocarbonada, detectándose diferencias estadísticamente significativas entre el grupo control y el grupo de pacientes con DM2, pero no así entre los restantes grupos, con un valor de p de 0,028.

El valor medio de homocisteína fue mayor en el grupo de pacientes con DM2 que en el grupo de pacientes con riesgo incrementado para DM2, y el de éste a su vez que el del grupo control; pero sin hallarse diferencias estadísticamente significativas.

Del mismo modo, no se detectaron diferencias estadísticamente significativas ni en los valores de ECA, ni en la PCR.

3.-VARIABLES CLÍNICO-EPIDEMIOLÓGICAS

		CONTROL		RIESGO INCREMENTADO DM2		DM2		
		media ± desviación típica (mínimo - máximo)		**media** ± desviación típica (mínimo - máximo)		**media** ± desviación típica (mínimo - máximo)		**p-valor**
Consumo tabáquico		**1,3** ± 0,9 (0 - 3)		**1,5** ± 1,3 (0 - 3)		**1,8** ± 1,2 (0 - 3)		0,138
Consumo alcohol (a)		**1,7** ± 1,0 (0 - 3)		**1,7** ± 0,9 (0 - 3)		**2,4** ± 0,6 (0 - 3)		0,204
		n	**%**	**n**	**%**	**n**	**%**	**p-valor**
Tabaquismo	**No**	12	40,0	9	30	10	33,3	0,247
	Exfumador	6	20,0	14	46,6	10	33,3	
	Sí	12	40,0	7	23,3	10	33,3	
Enolismo	**No**	24	80,0	21	70,0	20	66,6	0,551
	Exalcohólico	2	6,6	5	16,6	3	10,0	
	Sí	4	13,3	4	13,3	7	23,3	
Caminar Diario	**< 1 hora**	14	46,6	12	40,0	10	33,3	0,492
	≥ 1 hora	16	53,3	18	60,0	20	66,6	
Deporte semanal	**< 2 días**	18	60,0	16	53,3	20	66,6	0,623
	≥ 2 días	12	40,0	14	46,6	10	33,3	
HTA		3	10,0	7	23,3	15	50,0	**0,001**
Antecedentes HTA		16	53,3	11	36,6	19	63,3	0,319
Hipercolesterolemia		8	26,6	11	36,6	23	76,6	**0,001**
Antecedentes hipercolesterol		15	50,0	15	50,0	15	50,0	0,959
Hipertrigliceridemia		3	10,0	6	20,0	15	50,0	**0,001**
Antecedentes hipertriglicérid		6	20,0	6	20,0	9	30,0	0,718
Cardiopatía isquémica		1	3,3	6	20,0	10	33,3	**0,005**
Antecedentes cardiopatía		17	56,6	13	43,3	13	43,3	0,246

(a) no consumo: 0; equivalente a 1 vaso vino/día: 1; 2 vasos de vino/día: 2; ≥ 3 vasos de vino/día (riesgo): 3

3.1-TABAQUISMO

El consumo de tabaco, en correspondencia con los grupos, se vio incrementado de modo progresivo; siendo de unos cinco paquetes/año para el grupo control, y de unos 10 paquetes/año para el grupo de pacientes con riesgo incrementado para DM2.

El mayor consumo lo presentó el grupo de pacientes con DM2, siendo mayor de 15 paquetes/año.

No se encontraron diferencias estadísticamente significativas para el consumo tabáquico entre los grupos poblacionales estudiados.

3.2-ENOLISMO

El consumo medio de alcohol fue similar en el grupo control y en el grupo de pacientes con riesgo incrementado para DM2, siendo de unos 40 gramos de alcohol; mientras que el consumo medio de alcohol del grupo de pacientes con DM2, superaba los 60 gramos de alcohol.

Tanto en el grupo control, como en el grupo de pacientes con riesgo incrementado para DM2, se declararon verdaderos bebedores tan sólo cuatro de sus pacientes (13,3%).

Por el contrario, y a pesar de que el consumo medio de alcohol en el grupo con DM2 superaba los límites de alcoholismo, tan sólo siete (23,3%) se reconocían verdaderos bebedores.

3.3-ACTIVIDAD FÍSICA

No se observaron diferencias estadísticamente significativas, entre los tres grupos poblacionales. Los pacientes con DM2 caminaban más que los pacientes con riesgo incrementado para DM2 y éstos a su vez que los controles; si bien, de cara al ejercicio físico reglado, los pacientes con riesgo incrementado para DM2 eran quienes más deporte realizaban, seguidos por los del grupo control y finalmente por los del grupo con DM2.

3.4-HTA

Se encontraron diferencias estadísticamente significativas, para la PA, entre los tres grupos poblacionales, con un valor de p de 0,001.

Tan sólo tres controles (10,0%) y siete del grupo con riesgo incrementado para DM2 (23,3%), presentaron HTA en el momento del estudio; mientras que quince pacientes con DM2 (50%), estaban afectos de esta comorbilidad cardiovascular.

3.5-DISLIPEMIAS

No se encontró significación estadística para los niveles de colesterol total, ni para los niveles de colesterol LDL, entre los distintos grupos poblacionales.

Sí se halló significación, tanto para los niveles de colesterol HDL, con un valor de p de 0,033, como para los niveles de triglicéridos, con un valor de p de 0,041; entre el grupo control y el grupo de pacientes con DM2.

El 76,6% de los pacientes con DM2 presentaron hipercolesterolemia; mientras que hipertrigliceridemia se detectó en el 50,0% de este grupo poblacional.

3.6-CARDIOPATÍA ISQUÉMICA

Presentaron cardiopatía isquémica o hallazgos sugestivos de enfermedad coronaria, diez de los pacientes con DM2 (33,3%), seis de los pacientes con riesgo incrementado para DM2 (20,0%) y uno de los controles (3,3%); encontrándose diferencias estadísticamente significativas entre los tres grupos a este respecto, con un valor de p de 0,005.

3.7-HERENCIA CARDIOVASCULAR

No se hallaron diferencias estadísticamente significativas en razón de antecedentes de HTA, dislipemias y cardiopatía isquémica.

Presentaron antecedentes de HTA los tres grupos poblacionales, siendo en 16 de los controles, en 11 de los pacientes con riesgo incrementado para DM2, y en 19 de los pacientes con DM2.

Se registraron antecedentes de hipercolesterolemia, en 15 de los pacientes de cada uno de los tres grupos poblacionales; mientras que antecedentes de hipertrigliceridemia, tan sólo en 6 de los controles, en 6 de los pacientes con riesgo incrementado para DM2, y en 9 de los pacientes con DM2.

Antecedentes de cardiopatía isquémica presentaron 17 controles, 13 pacientes con riesgo incrementado para DM2 y 13 de los pacientes con DM2.

4.-VARIABLES AUTONÓMICAS CARDIACAS

+: control - DM2 #: preDM - DM2	CONTROL		RIESGO INCREMENTADO DM2		DM2		
	media ± desviación típica (mínimo - máximo)	**la media al 95% (límite inferior-límite superior)**	**media ± desviación típica (mínimo - máximo)**	**la media al 95% (límite inferior-límite superior)**	**media ± desviación típica (mínimo - máximo)**	**la media al 95% (límite inferior-límite superior)**	**p-valor**
Ritmo cardiaco en reposo (lpm)	**69,10** ± 11,72 (46,12 - 92,88)	(64,55 - 73,64)	**73,95** ± 12,72 (51,11 - 112,7)	(68,31 - 79,59)	**77,62** ± 12,14 (49,88 - 98,04)	(72,72 - 82,53)	**0,041+**
Índice de inspiración profunda (lpm)	**14,00** ± 8,97 (1,30 - 35,77)	(10,52 - 17,47)	**16,61** ± 11,85 (4,31 - 54,07)	(11,49 - 21,74)	**10,05** ± 6,81 (1,61 - 25,91)	(7,36 - 12,75)	**0,047#**
Índice de respiración controlada (lpm)	**23,14** ± 8,85 (4,29 - 41,00)	(19,71 - 26,57)	**19,01** ± 11,07 (3,78 - 48,04)	(14,10 - 23,92)	**14,97** ± 8,12 (2,98 - 28,07)	11,69 - 18,25)	**0,008+**
Índice de Valsalva	**1,54** ± 0,37 (0,88 - 2,33)	(1,40 - 1,68)	**1,56** ± 0,35 (1,13 - 2,52)	(1,42 - 1,70)	**1,50** ± 0,46 (1,03 - 2,94)	(1,32 - 1,68)	0,874
Índice de 30:15	**1,20** ± 0,16 (1,00 - 1,63)	(1,13 - 1,26)	**1,17** ± 0,15 (1,00 - 1,62)	(1,10 - 1,24)	**1,15** ± 0,07 (1,03 - 1,31)	(1,12 - 1,17)	0,315
Índice de SHGT (lpm)	**7,58** ± 6,58 (10,22 - 23,08)	(5,02 - 10,13)	**9,78** ± 5,92 (2,54 - 24,09)	(7,15 - 12,40)	**10,51** ± 6,57 (0,00 - 33,41)	(7,85 - 13,16)	0,223
Intervalo QT corregido (ms)	**370** ± 30 (300 - 420)	(360 - 390)	**380** ± 30 (340 - 460)	(370 - 400)	**380** ± 30 (330 - 430)	(370 - 390)	0,721

A continuación se exponen, en forma de diagrama de barras de error, el valor medio y la desviación típica, de cada uno de los índices correspondientes, a las distintas maniobras autonómicas realizadas para el estudio de DACV.

Figura 16. 95% IC FC reposo

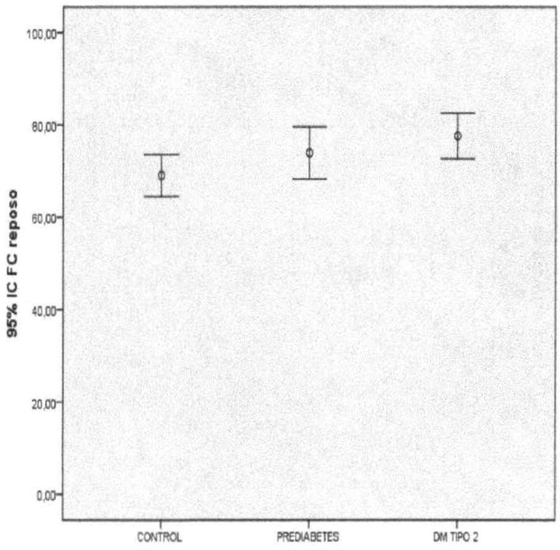

Fig 17. 95% IC índice de inspiración profunda

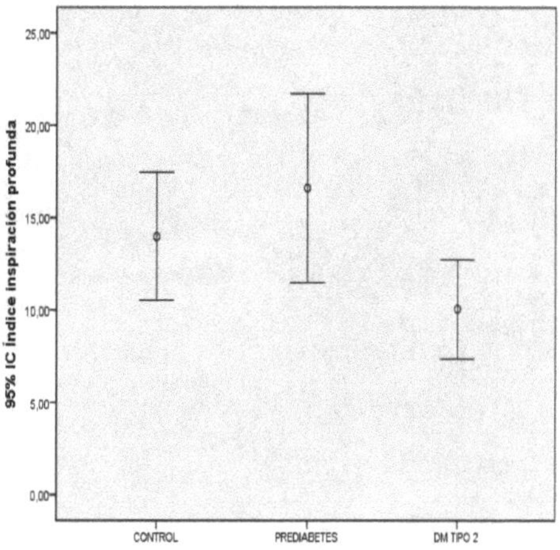

Figura 18. 95% IC índice de respiración controlada

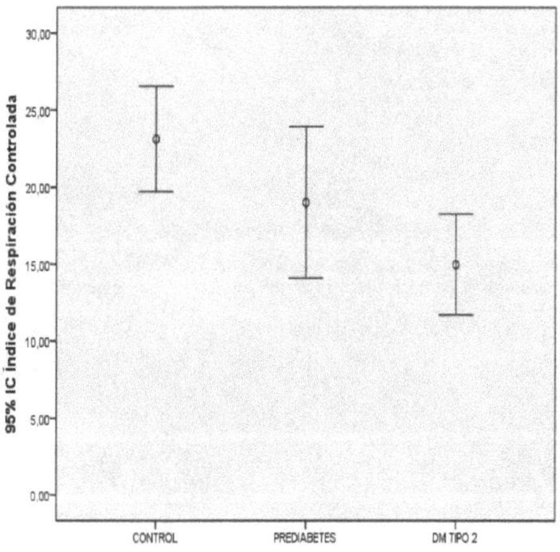

Fig 19. 95% IC índice de Valsalva

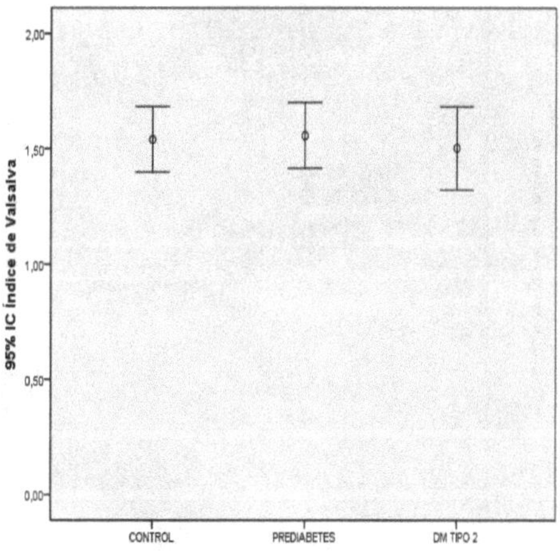

Figura 20. 95% IC índice 30:15

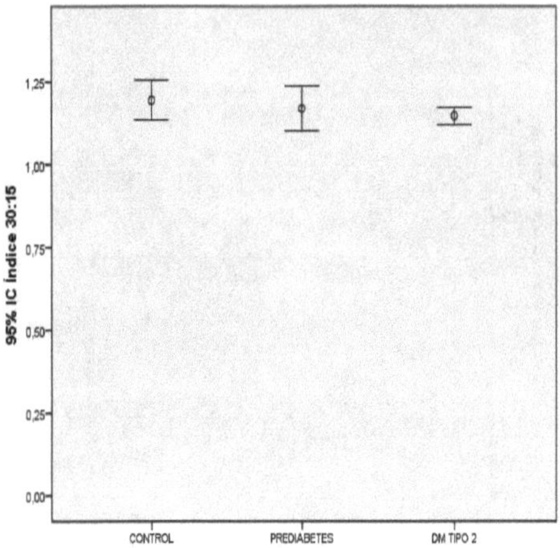

Figura 21. 95% IC índice de SHGT

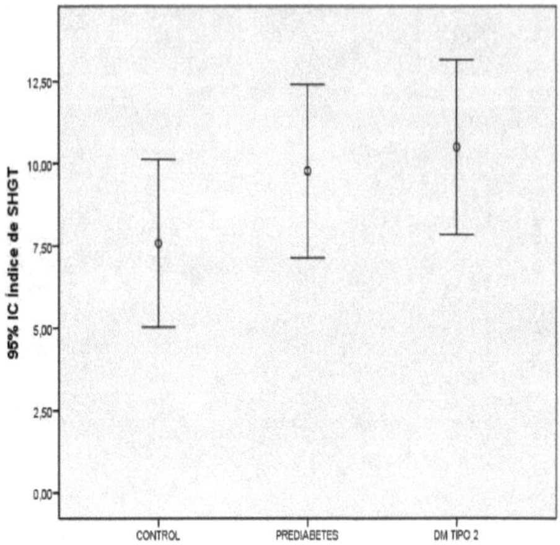

Figura 22. 95% IC intervalo QTc prolongado

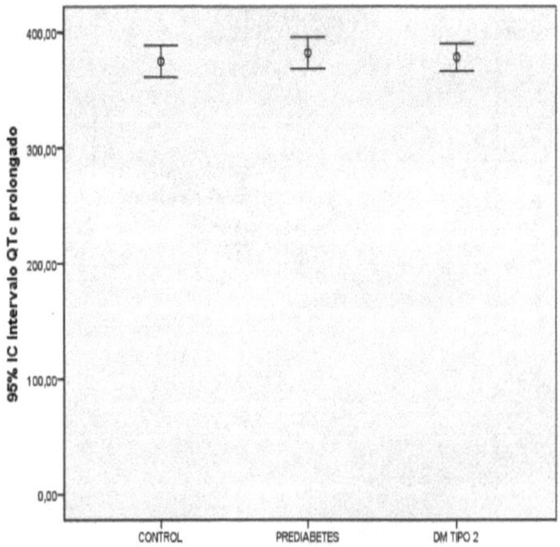

En la siguiente tabla de contingencia se muestra para cada grupo poblacional, el porcentaje de pacientes con valor anómalo en cada índice correspondiente a cada una de las maniobras autonómicas realizadas para el estudio de DACV.

-: control - preDM2 y control - DM2	CONTROL	RIESGO INCREMENTADO DM2	DM2	
	Valores anómalos %	**Valores anómalos %**	**Valores anómalos %**	**p-valor**
Ritmo cardiaco en reposo ≥ 100	0,0	4,5	0,0	0,290
Índice de inspiración profunda ≤ 10	42,9	39,1	59,3	0,323
Índice de respiración controlada ≤ 10	7,1	31,8	34,6	**0,023-**
Índice de Valsalva ≤ 1,10	13,8	0,0	14,8	0,150
Índice de 30:15 ≤ 1,00	3,6	9,1	0,0	0,218
Índice de SHGT ≤ 12	71,4	68,2	61,5	0,736
Intervalo QTc ≥ 470 en hombres ≥ 480 en mujeres	0,0	0,0	0,0	0,308

4.1-RITMO CARDIACO EN REPOSO

El ritmo cardiaco en reposo del grupo control fue menor que el del grupo de pacientes con riesgo incrementado para DM2, y el de éste a su vez, fue menor que el correspondiente al del grupo de pacientes con DM2; tal y como se muestra en la Figura 16.

Se encontraron diferencias estadísticamente significativas, entre el grupo control y el grupo de pacientes con DM2, con un valor de p de 0,041.

Por el contrario, no se halló significación estadística, entre estos grupos poblacionales y el grupo de pacientes con riesgo incrementado para DM2.

Tan sólo el 4,5% de los pacientes con riesgo incrementado para DM2, presentaron un ritmo cardiaco en reposo ≥ 100 lpm; situación que no se puso de manifiesto en ninguno de los controles, ni en los pacientes con DM2.

No se hallaron diferencias estadísticamente significativas para valores anómalos del ritmo cardiaco en reposo, entre los distintos grupos poblacionales.

4.2-ÍNDICE DE INSPIRACIÓN PROFUNDA

El índice de inspiración profunda del grupo control fue menor que el del grupo de pacientes con riesgo incrementado para DM2, y ambos fueron considerablemente mayores que el correspondiente al del grupo de pacientes con DM2; tal y como se muestra en la Figura 17.

Se encontraron diferencias estadísticamente significativas, entre el grupo de pacientes con riesgo incrementado para DM2 y el grupo de pacientes con DM2, con un valor de p de 0,047.

Por el contrario, no se halló significación estadística, entre estos grupos poblacionales y el grupo control.

El 42,9% de los controles, el 39,1% de los pacientes con riesgo incrementado para DM2 y el 59,3% de los pacientes con DM2, presentaron valores anómalos para este índice.

No se detectaron pacientes que presentaran un índice de inspiración profunda cercano al valor 0.

No se hallaron diferencias estadísticamente significativas para valores anómalos de este índice, entre los grupos poblacionales.

4.3-ÍNDICE DE RESPIRACIÓN CONTROLADA

El índice de respiración controlada del grupo control fue mayor que el del grupo de pacientes con riesgo incrementado para DM2, y el de éste a su vez, fue mayor que el del grupo de pacientes con DM2; tal y como se muestra en la Figura 18.

Se encontraron diferencias estadísticamente significativas, entre el grupo control y el grupo de pacientes con DM2, con un valor de p de 0,008.

Por el contrario, no se halló significación estadística, entre estos grupos poblacionales y el grupo de pacientes con riesgo incrementado para DM2.

El 7,1% de los controles, el 31,8% de los pacientes con riesgo incrementado para DM2 y el 34,6% de los pacientes con DM2, presentaron valores anómalos para este índice.

En ninguno de los grupos poblacionales se detectaron pacientes que presentaran un índice de respiración controlada cercano al valor 0.

Se hallaron diferencias estadísticamente significativas para valores anómalos de este índice, entre el grupo control y el grupo de pacientes con riesgo incrementado para DM2; así como, entre el grupo control y el grupo de pacientes con DM2, siendo su p de 0,023.

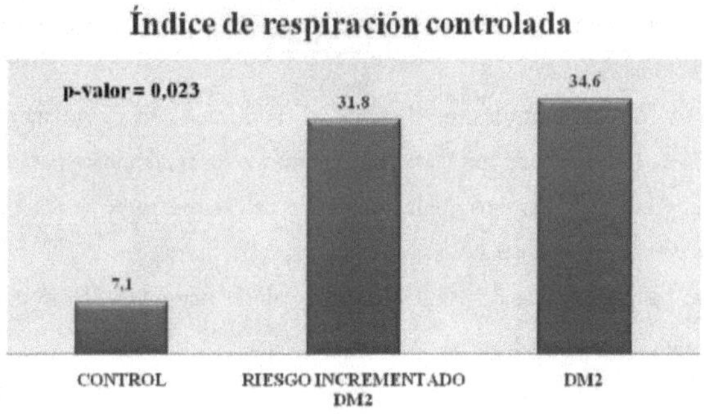

4.4-ÍNDICE DE VALSALVA

El índice de Valsalva del grupo control fue menor que el del grupo de pacientes con riesgo incrementado para DM2, y ambos fueron considerablemente mayores que el correspondiente al del grupo de pacientes con DM2; tal y como se muestra en la Figura 19.

No se encontraron diferencias estadísticamente significativas, entre los distintos grupos poblacionales.

El 13,8% de los controles, el 0% de los pacientes con riesgo incrementado para DM2 y el 14,8% de los pacientes con DM2, presentaron valores anómalos para este índice.

En ninguno de los grupos poblacionales se detectaron pacientes que presentaran un índice de Valsalva cercano al valor 0.

No se halló significación estadística para valores anómalos de este índice, entre los distintos grupos poblacionales.

4.5-ÍNDICE 30:15

El índice 30:15 del grupo control fue mayor que el del grupo de pacientes con riesgo incrementado para DM2, y el de éste a su vez, fue mayor que el del grupo de pacientes con DM2; tal y como se muestra en la Figura 20.

No se encontraron diferencias estadísticamente significativas, entre los distintos grupos poblacionales.

El 3,6% de los controles, el 9,1% de los pacientes con riesgo incrementado para DM2 y el 0% de los pacientes con DM2, presentaron valores anómalos para este índice.

En ninguno de los grupos poblacionales se detectaron pacientes que presentaran un índice 30:15 cercano al valor 0.

No se halló significación estadística para valores anómalos de este índice, entre los distintos grupos poblacionales.

4.6-ÍNDICE DE SHGT

El índice de SHGT del grupo control fue menor que el del grupo de pacientes con riesgo incrementado para DM2, y el de éste a su vez, fue menor que el del grupo de pacientes con DM2, tal y como se muestra en la Figura 21.

No se encontraron diferencias estadísticamente significativas, entre los distintos grupos poblacionales.

El 71,4% de los controles, el 68,2% de los pacientes con riesgo incrementado para DM2 y el 61,5% de los pacientes con DM2, presentaron valores anómalos para este índice.

Tan sólo se detectaron en el grupo de pacientes con DM2, un paciente con valor nulo, y otros dos con valores negativos para este índice.

No se halló significación estadística para valores anómalos de este índice, entre los distintos grupos poblacionales.

4.7-INTERVALO QT CORREGIDO PROLONGADO

El intervalo QTc del grupo de pacientes con riesgo incrementado para DM2 fue ligeramente superior al del grupo de pacientes con DM2, y ambos fueron mayores que el correspondiente al grupo control; tal y como se muestra en la Figura 22.

No se encontraron diferencias estadísticamente significativas, entre los distintos grupos poblacionales.

En ninguno de los grupos poblacionales se detectaron pacientes que presentaran un intervalo QTc prolongado.

No se halló significación estadística para valores anómalos de este índice, entre los distintos grupos poblacionales.

A modo de diagrama de barras se muestra, el porcentaje de pacientes con valor anómalo para cada índice correspondiente, a cada una de las maniobras autonómicas realizadas para el estudio de DACV, en los distintos grupos poblacionales.

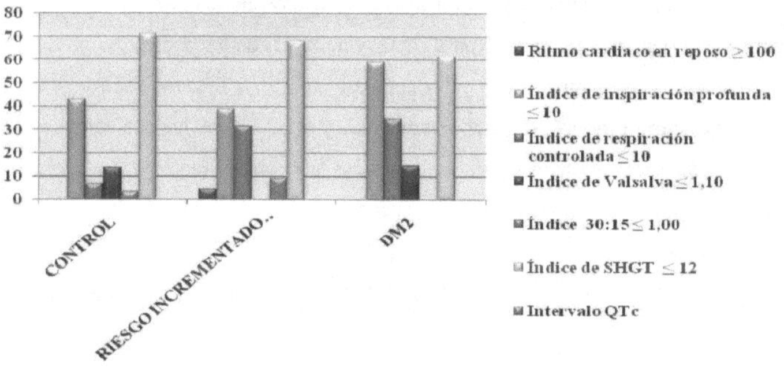

En el gráfico de la izquierda se expone, a modo de diagrama de barras, el porcentaje de pacientes con DACV, definida como $\geq$ 2 índices anómalos, en los distintos grupos poblacionales; mientras que, en el gráfico de la derecha se expone el porcentaje de pacientes con 2, 3 ó 4 índices con valor anómalo.

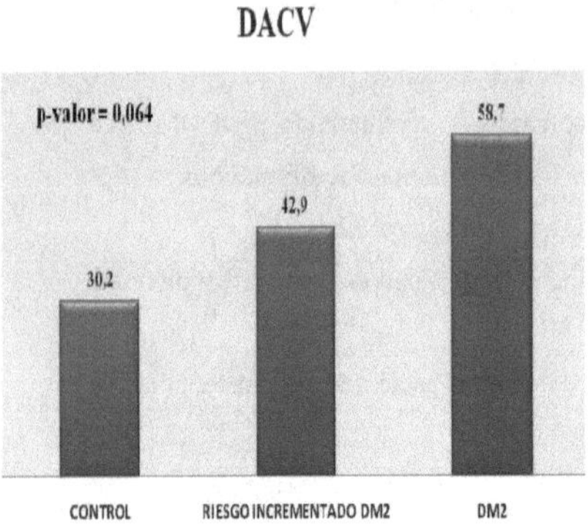

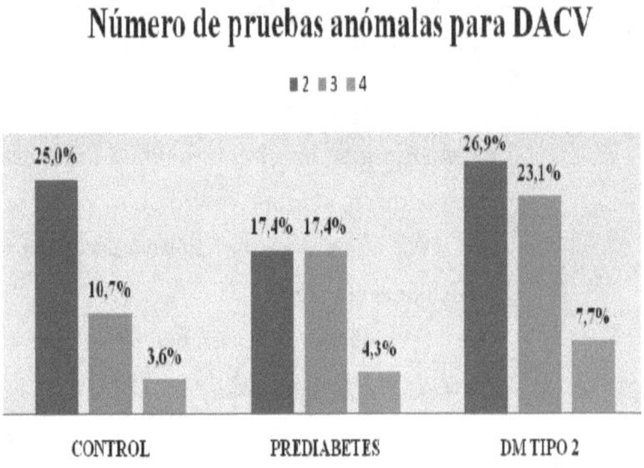

El 30,2% de los controles, el 42,9% de los pacientes con riesgo incrementado para DM2, y el 58,7% de los pacientes con DM2 presentaron $\geq$ 2 índices con valor anómalo y por tanto presentaban DACV, con un p valor de 0,064.

Presentaron 2 índices con valor anómalo, el 25% de los controles, el 17,4% de los pacientes con riesgo incrementado para DM2, y el 26,9% de los pacientes con DM2.

Se detectaron 3 índices con valor anómalo en el 10,7% de los controles, el 17,4% de los pacientes con riesgo incrementado para DM2, y el 23,1% de los pacientes con DM2.

Finalmente, fueron registrados 4 índices con valor anómalo en el 3,6% de los controles, el 4,3% de los pacientes con riesgo incrementado para DM2, y el 7,7% de los pacientes con DM2.

No se encontraron pacientes que presentaran $\geq$ 5 índices con valor anómalo.

5.-VARIABLES AUTONÓMICAS SUDOMOTORAS

	CONTROL		RIESGO INCREMENTADO DM2		DM2		
	media ± desviación típica (mínimo - máximo)	**la media al 95%** (límite inferior-límite superior)	**media ±** desviación típica (mínimo - máximo)	**la media al 95%** (límite inferior-límite superior)	**media ±** desviación típica (mínimo - máximo)	**la media al 95%** (límite inferior-límite superior)	**p-valor**
SCR (inspiración profunda)	**0,30** ± 0,25 (0,00 - 1,06)	(0,20 - 0,39)	**0,24** ± 0,17 (0,00 - 0,67)	(0,16 - 0,31)	**0,30** ± 0,24 (0,04 - 1,16)	(0,21 - 0,39)	0,533
SCR (respiración controlada)	**0,18** ± 0,19 (0,00 - 0,85)	(0,10 - 0,25)	**0,14** ± 0,12 (0,00 - 0,48)	(0,09 - 0,19)	**0,19** ± 0,13 (0,00 - 0,56)	(0,14 - 0,25)	0,475
SCR (maniobra de Valsalva)	**0,23** ± 0,23 (0,00 - 1,23)	(0,14 - 0,32)	**0,23** ± 0,16 (0,00 - 0,61)	(0,16 - 0,29)	**0,32** ± 0,31 (0,00 - 1,21)	(0,20 - 0,45)	0,258
SCR (cambio postural)	No se pudo medir por el ruido electromiográfico generado con el cambio postural						
SCR (maniobra de SHGT)	**0,20** ± 0,15 (0,00 - 0,65)	(0,14 - 0,26)	**0,18** ± 0,11 (0,05 - 0,40)	(0,13 - 0,23)	**0,21** ± 0,15 (0,00 - 0,69)	(0,15 - 0,28)	0,734

Figura 23. 95% IC SCR (inspiración profunda).

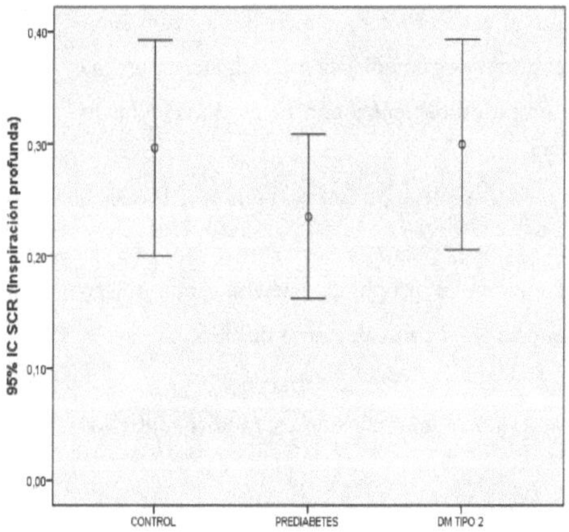

Figura 24. 95% IC SCR (respiración controlada).

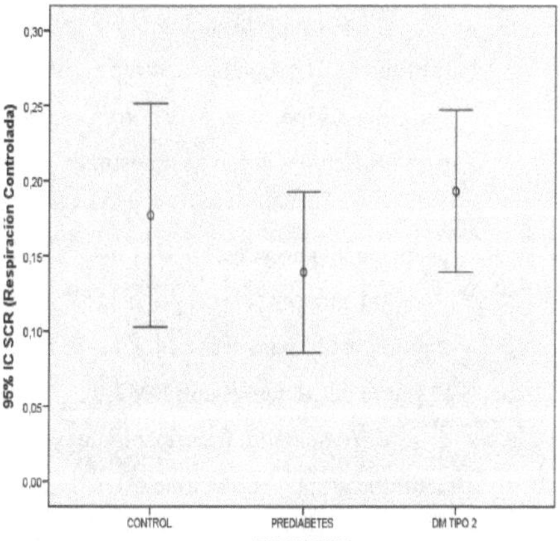

Figura 25. 95% IC SCR (maniobra de Valsalva).

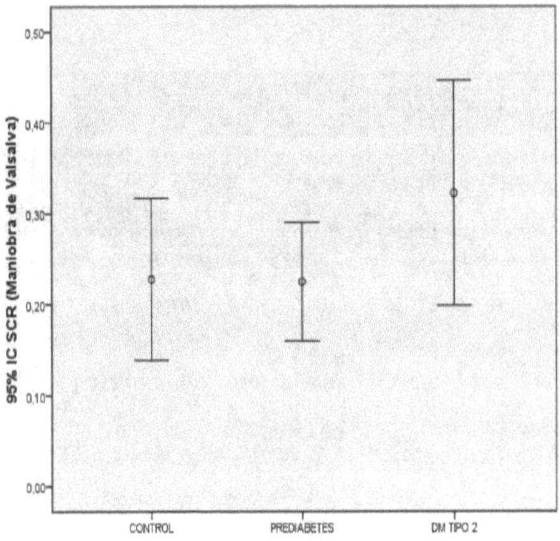

Figura 26. 95% IC SCR (SHGT)

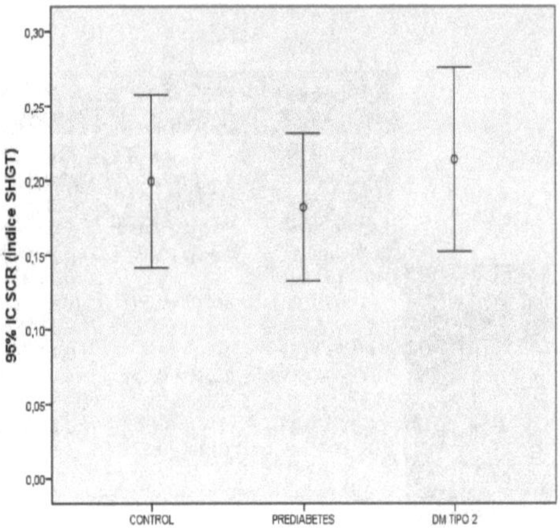

5.1-SCR (inspiración profunda)

La respuesta sudomotora generada, ante el estímulo autonómico de la inspiración profunda, del grupo control fue similar a la del grupo de pacientes con DM2, siendo ambas respuestas superiores a la correspondiente al grupo de pacientes con riesgo incrementado para DM2; tal y como se muestra en la Figura 23.

No se encontraron diferencias estadísticamente significativas, entre los distintos grupos poblacionales.

Tanto en el grupo control (3,6%) como en el grupo de pacientes con riesgo incrementado para DM2 (4,3%), se detectaron pacientes con valor nulo de SCR; no así en el grupo de pacientes con DM2.

No se halló significación estadística para valores anómalos de este índice, entre los distintos grupos poblacionales.

5.2-SCR (respiración controlada)

La respuesta sudomotora generada, ante el estímulo autonómico de la respiración controlada, del grupo control fue menor que la del grupo de pacientes con DM2, siendo ambas respuestas superiores a la correspondiente al grupo de pacientes con riesgo incrementado para DM2; tal y como se muestra en la Figura 24.

No se encontraron diferencias estadísticamente significativas, entre los distintos grupos poblacionales.

En los tres grupos poblacionales estudiados, se detectaron pacientes con una SCR cercana al valor 0; siendo el 8,7% del grupo control, el 7,1% de grupo de pacientes con riesgo incrementado para DM2 y el 3,8% del grupo de pacientes con DM2.

No se halló significación estadística para valores anómalos de este índice, entre los distintos grupos poblacionales.

5.3-SCR (maniobra de Valsalva)

La respuesta sudomotora generada, ante el estímulo autonómico de la maniobra de Valsalva, del grupo control fue ligeramente superior a la del grupo de pacientes con riesgo incrementado para DM2, siendo ambas respuestas inferiores a la correspondiente al grupo de pacientes con DM2; tal y como se muestra en la Figura 25.

No se encontraron diferencias estadísticamente significativas, entre los distintos grupos poblacionales.

En los tres grupos poblacionales estudiados, se detectaron pacientes con una SCR cercana al valor 0; siendo el 3,4% del grupo control, el 6% del grupo de pacientes con riesgo incrementado para DM2 y el 3,7% del grupo de pacientes con DM2.

No se halló significación estadística para valores anómalos de este índice, entre los distintos grupos poblacionales.

5.1-SCR (SHGT)

La respuesta sudomotora generada, ante el estímulo autonómico de la contracción muscular isométrica sostenida, del grupo control fue superior a la del grupo de pacientes con riesgo incrementado para DM2, siendo ambas respuestas inferiores a la correspondiente al grupo de pacientes con DM2: tal y como se muestra en la Figura 26.

No se encontraron diferencias estadísticamente significativas entre los distintos grupos poblacionales.

Tanto en el grupo control (3,6%) como en el grupo de pacientes con DM2 (3,8%), se detectaron pacientes con valor nulo de SCR; no así en el grupo de pacientes con riesgo incrementado para DM2.

No se halló significación estadística para valores anómalos de este índice, entre los distintos grupos poblacionales.

A continuación, se exponen las correlaciones entre la respuesta sudomotora y la respuesta sobre el ritmo cardiaco, de las distintas maniobras autonómicas.

Figura 27. SCR (inspiración profunda) Vs índice de inspiración profunda.

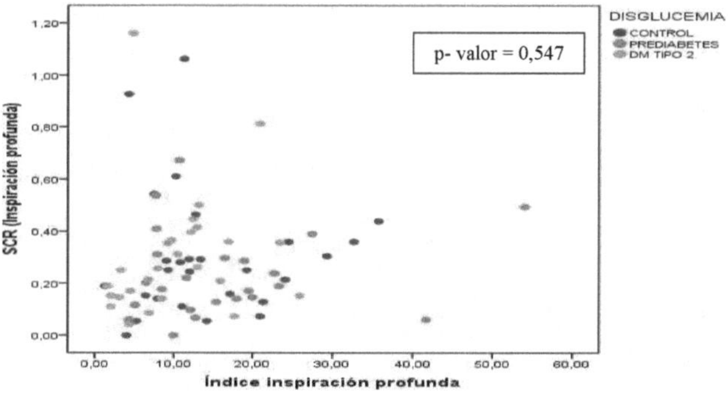

Con un valor de p de 0,547, no se ha detectado correlación entre la respuesta sudomotora y la respuesta sobre el ritmo cardiaco, generadas ante el estímulo autonómico de la inspiración profunda; tal y como se muestra en la figura 27.

Figura 28. SCR (respiración controlada) Vs índice de respiración controlada

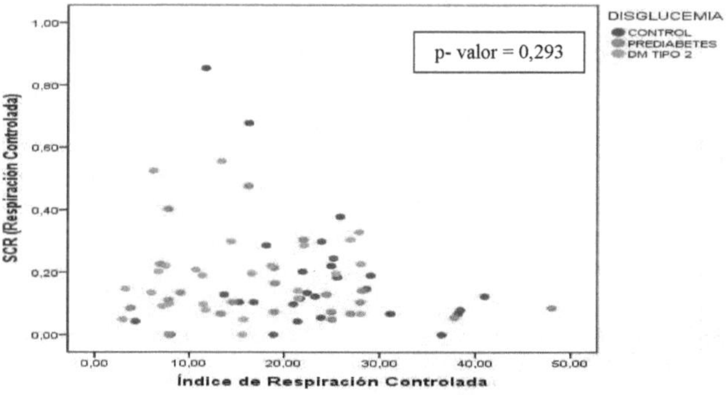

Con un valor de p de 0,293, no se ha detectado correlación entre la respuesta sudomotora y la respuesta sobre el ritmo cardiaco generadas, ante el estímulo autonómico de la respiración controlada; tal y como se muestra en la figura 28.

Figura 29. SCR (maniobra de Valsalva) Vs índice de Valsalva.

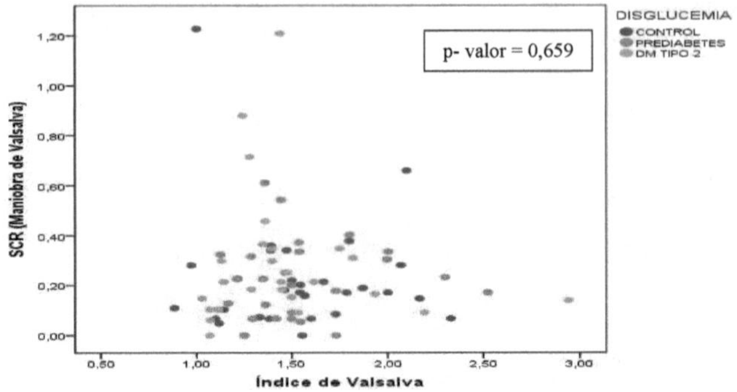

Del mismo modo; tal y como se muestra en la figura 29, no se ha detectado correlación entre la respuesta sudomotora y la respuesta sobre el ritmo cardiaco, ante el estímulo autonómico de la maniobra de Valsalva, con un valor de p de 0,659.

Figura 30. SCR (SHGT) Vs índice de SHGT.

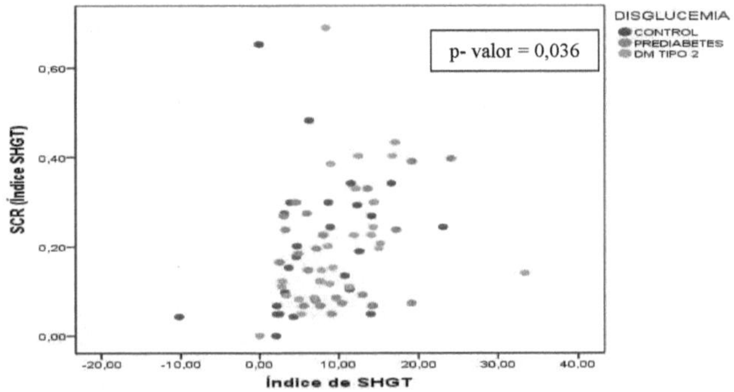

Con un valor de p de 0,036, se ha detectado correlación entre la respuesta sudomotora y la respuesta sobre el ritmo cardiaco, generadas ante el estímulo autonómico del SHGT; tal y como se muestra en la figura 30.

VI. DISCUSIÓN

En relación con la DM y su afectación neuropática:

La DM está considerada como uno de los principales problemas de salud pública, social y económica a nivel mundial, por su progresivo aumento en la incidencia, su elevada prevalencia, el número de muertes prematuras que ocasiona, la gran utilización de recursos sanitarios que conlleva y el elevado coste económico que genera [4].

A ello se añade, que los pacientes con DM2, representan el 90-95% del total de la población diabética, con un infradiagnóstico que se estima en al menos el 50% y una estimación de aumento en más de un 50% en los próximos veinte años, si no se ponen en marcha los programas de prevención, y que obligan al cribado de la población [3,5].

Este cribado poblacional tiene por objetivo, el diagnóstico precoz de la DM2, dado que presenta un período de latencia estimado entre los 4 y los 7 años.

Con su diagnóstico precoz se podría evitar, tanto la aparición de complicaciones asociadas a esta enfermedad, como la progresión de la afectación neuropática a enfermedad clínica establecida, en el caso de detectarse en fase de disfunción o de daño orgánico subclínico [21,26].

También es objetivo de este cribado poblacional, la detección de las categorías de riesgo incrementado para DM2, ya que mediante cambios en el estilo de vida, podríamos enlentecer e incluso revertir, la progresión de estos estadios hacia la DM2.

Del mismo modo se corregiría la acción deletérea, que ejercen estos estadios de la enfermedad hidrocarbonada sobre diferentes órganos, por la gluco-lipotoxicidad generada, tanto por el incremento de ácidos grasos libres circulantes, como por la hiperglucemia que empeora la secreción y sensibilidad a la insulina [22].

Hay que hacer énfasis en el hecho de que, la afectación neuropática presente en las fases incipientes de la DM2 es puramente funcional y por tanto reversible; siendo por este motivo imprescindible su reconocimiento, mediante una prueba de cribado/diagnóstico.

Motivos como los anteriores hacen necesarios evitar mediante el diagnóstico precoz y cambios en el estilo de vida, la progresión de la DM2 y la evolución de sus categorías de riesgo incrementado; así como el avance de la afectación neuropática hasta su corrección.

Además, el hecho de que la DM2 sea la enfermedad que con mayor frecuencia desencadena trastornos del SNA, y que su afectación neuropática pertenezca al grupo de sus complicaciones microangiopáticas, obligan a pensar en la DM2 y sus categorías de riesgo incrementado, en el diagnóstico diferencial de toda neuropatía [4,73].

La importancia de la ND, como complicación de esta prevalente enfermedad, reside en que a los cinco años del diagnóstico, el 100% de los pacientes presentan anormalidades en los estudios funcionales [13].

Dentro de la ND, su afectación autonómica no deja de ser un serio e infravalorado componente, ya que cualquier órgano inervado por el SNA puede verse afectado y a que la aparición de síntomas de disfunción autonómica tiene un mal pronóstico.

La NDA es la neuropatía autonómica más común en los países civilizados, y puede manifestarse mediante un amplio abanico de formas clínicas, siendo la DACV y la DAS las más características.

La DACV es considerada la complicación con mayor morbi-mortalidad asociada, al vincularse a morbilidad de la trascendencia del IAM silente; y con un riesgo incrementado de sufrir arritmias ventriculares malignas, ocasionar un incremento de la mortalidad [43,84].

Cabe destacar el hecho de que, la mortalidad a los cinco años se eleve de un 21% en los diabéticos sin disfunción, a un 56% en aquellos que la padecen; sin olvidar que su progresión se eleva a un 42% a los diez años de evolución [43,66,73].

Estos motivos, obligan la solicitud de un despistaje de disfunción autonómica en el mismo momento del diagnóstico de la DM2, y al menos anualmente de no estar presente desde el inicio de la enfermedad; siendo extensible a los estadios previos al establecimiento de la DM2, en los cuales como se pone de manifiesto en nuestro estudio, ya se identifica [73].

La propia clasificación de la ND, continuamente ha sido modificada, pues aún su hipótesis etiopatogénica se encuentra por definir.

La clasificación más reciente data de 2005, y en ella, Dyck y Thomas encuadran, dentro de la ND difusas, entidades clínicas independientes como son la neuropatía selectiva de fibras pequeñas sensitivas somáticas y la NDA [65].

La cuestión radica en el hecho de que hasta la última clasificación, la neuropatía selectiva de fibras pequeñas sensitivas somáticas era conocida como neuropatía prediabética; y al definirla como entidad clínica independiente de la NDA, reflejan la no afectación de las fibras pequeñas autonómicas en estadios previos a establecerse la DM2 como tal [65].

Todo lo anteriomente descrito justifica, que se haya estudiado desde el punto de vista funcional, el SNA de controles, pacientes con riesgo incrementado para DM2 y pacientes con DM2 de menos de ocho años de evolución; con el fin de esclarecer el momento a partir del cual se registra DACV y/o DAS, y así determinar su relación con el estadio de la alteración hidrocarbonada.

A pesar de que persista la controversia existente entre los distintos grupos de investigación, con respecto al empleo de una determinada metodología estandarizada para su diagnóstico, y de las continuas aportaciones de los distintos grupos; sigue siendo la batería de pruebas autonómicas propuesta por Ewing y cols, el *gold standard* para el diagnóstico de la DACV [50,129,133].

Motivo por el cual, ha sido empleada como base para elaborar la batería de pruebas autonómicas de nuestro estudio, que finalmente fue completada siguiendo las directrices aportadas por la ADA, en su *Statement* sobre NDA para DACV, pero ajustándonos a la medición del ritmo cardiaco [137].

Se ha eludido el registro de la PA para simplificar el estudio a una única variable desde el punto de vista cardiovascular, y por el hecho de que en la mano contralateral a aquella con la que se realizaban las pruebas, el paciente disponía de los sensores para medir la respuesta sudomotora, lo cual nos impedía el registro simultáneo de la PA. Además, no hemos de olvidar que el SNA tiene un control sobre la PA tan sólo parcial.

Se ha completado el estudio del SNA, midiendo la respuesta sudomotora, que se desencadena a la exposición a los estímulos autonómicos seleccionados, al ser considerada por Braune y Horter como una herramienta útil para detectar los estadios iniciales de disautonomía en pacientes diabéticos asintomáticos o con pocos síntomas [105].

También motivaron la incorporación del estudio de la respuesta electrodérmica mediante el empleo de la SCR para el estudio de DAS, la sugerencia realizada por varios autores, de que en individuos con IOG, se detecta un descenso en la conducción nerviosa, presentando así, un riesgo añadido de padecer neuropatía distal de fibras pequeñas [114-118].

Sin olvidar para ello, la asociación encontrada por Grandinetti y cols. entre la IOG y el QSART, pareciendo apoyar la teoría de que la IOG puede afectar la función de las fibras nerviosas pequeñas autonómicas, y ser su disfunción el preludio de la polineuropatía diabética [119].

Al respecto de los datos antropométricos:

Nuestra población no presentó diferencias significativas en relación a la talla y al peso; si bien, se detectó un incrememento progresivo del peso, a medida que avanzaba la alteración hidrocarbonada.

Como era de esperar, lo mismo sucedió con el IMC, registrándose diferencias significativas entre los grupos poblacionales estudiados [25].

Tanto la prevalencia de obesidad como la de sobrepeso para nuestra población de estudio, integrada por pacientes con DM2 de corta evolución, pacientes con riesgo incrementado para DM2 y controles, fueron superiores a las prevalencias globales registradas en nuestro país; poniendo de manifiesto que la alteración hidrocarbonada y su RI, juegan un papel importante en el incremento de peso [27,28].

En relación con el acúmulo abdominovisceral de tejido adiposo, que sucede a medida que progresa la enfermedad; se observó un aumento progresivo del perímetro de la cintura, aunque sin significación estadística.

En relación con las variables bioquímicas:

Se observa que, nuestros diabéticos presentaron de forma mayoritaria un buen control glucémico, pues tan sólo cuatro de este grupo registraron valores de HbA1c por encima de 7,0%.

No obstante; este grupo poblacional presentó peor control metabólico, que los pacientes con riesgo incrementado para DM2, y éstos a su vez que los controles; tanto en relación con los niveles lipídicos, como con los marcadores de inflamación y ácido úrico.

A medida que progresaba la alteración hidrocarbonada; los niveles de triglicéridos se vieron incrementados, y los niveles de colesterol LDL se mantuvieron por igual.

Del mismo modo, los niveles de colesterol HDL disminuyeron progresivamente en los distintos grupos poblacionales, tanto en hombres como en mujeres; pero manteniéndose por encima del límite de la normalidad.

Se detectó un aumento progresivo de los niveles basales de insulina en plasma y de la RI (medida mediante el HOMA-IR), a medida que avanzó la alteración hidrocarbonada.

Este incremento en la RI refleja la pérdida progresiva de la sensibilidad a la insulina y la pérdida de función de la célula beta pancreática, condicionando que en la DM2 sea más difícil lograr un buen control metabólico [19].

Cabe destacar la tendencia hacia la microalbuminuria que presenta nuestro grupo de diabéticos, y que no se observa en los restantes grupos poblacionales; haciéndonos pensar que la DACV ya presente en las categorías de riesgo incrementado para DM2, tal y como se pone de manifiesto en nuestro estudio, antecede a la nefropatía diabética.

Al respecto de las variables clínico-epidemiológicas:

Tanto el consumo medio de tabaco como el de alcohol, se fueron incrementando de modo progresivo; siendo el grupo de pacientes con DM2, el que presentara mayor consumo y con cifras que resultan perjudiciales para la salud.

También se observó que nuestros diabéticos, a pesar de ser quienes más caminaban al día, eran los que menos deporte reglado realizaban a la semana.

Entre los grupos poblacionales, hemos encontrado un incremento significativo en el porcentaje de pacientes con HTA, con dislipemia tanto mixta como a expensas de hipertrigliceridemia o de hipercolesterolemia, y con cardiopatía isquémica.

Tal y como aparece descrito en la literatura, encontramos asociación entre la alteración hidrocarbonada y las correspondientes al metabolismo lipídico y proteico; así como con la obesidad, la HTA y otros FRCV [13].

El nexo común a estas asociaciones establecidas es la RI, la cual conforma con las restantes alteraciones metabólicas y bioquímicas reseñadas, el síndrome metabólico.

Hay que destacar el hecho de que aunque no todos los sujetos con RI desarrollan DM2, se sabe que es el factor predictivo más seguro para su desarrollo, y que la mayor parte de estos pacientes y de sus familiares de primer grado no diabéticos, la presentan [20].

No se hallaron diferencias estadísticamente significativas, en razón de antecedentes de HTA, dislipemias y cardiopatía isquémica.

En relación con las variables autonómicas cardiovasculares y el diagnóstico de DACV:

En la inervación del corazón intervienen tanto el SNS como el SNP, no siendo homogénea su distribución, ni su implicación en las funciones cronotrópica e inotrópica.

Las fibras preganglionares parasimpáticas procedentes del nervio vago (fibras B) se distribuyen principalmente por los nodos SA y AV, y en menor grado por las aurículas, teniendo muy poca o nula distribución por el miocardio ventricular [43].

Por el contrario, las fibras postganglionares simpáticas (fibras C) se distribuyen predominantemente por la superficie epicárdica ventricular; de modo que las fibras que parten del ganglio estrellado derecho, inervan principalmente el epicardio anterior y el septo interventricular; mientras que las fibras que parten del ganglio estrellado izquierdo, inervan las caras lateral y posterior de los ventrículos [43].

De este modo, el principal efecto de la estimulación vagal es cronotrópico, con un mínimo efecto inotrópico, y lo mismo sucede con la estimulación de las fibras simpáticas que parten del ganglio estrellado derecho.

Por ello, se ha requerido para el estudio de la función cronotrópica del corazón, una combinación de pruebas autonómicas; siendo unas particularmente sensibles a las anomalías de la función parasimpática; mientras que otras lo son a las anomalías de la función simpática.

Sabemos que los diabéticos con DACV parasimpática, presentan una FC en reposo superior a los 90 latidos por minuto, con ocasionales incrementos hasta los 130 latidos por minuto y que esta FC en reposo disminuye, pero continúa siendo elevada, cuando la afectación del componente simpático iguala a la del parasimpático, reflejando entonces severidad en el daño autonómico [88].

Pues bien, en nuestro estudio se aprecia como el ritmo cardiaco en reposo se incrementa a medida que evoluciona la alteración hidrocarbonada, siendo superior y estadísticamente significativo en el grupo de pacientes con DM2, respecto al grupo control pero no así entre los restantes grupos poblacionales estudiados. El escaso porcentaje de pacientes con valores anómalos en el grupo con riesgo incrementado para DM2, siendo nulo en los restantes grupos poblacionales, resta interés a la detección de este índice de cara al diagnóstico precoz de DACV.

Es también conocido que, la pérdida de la variabilidad en la FC ante estímulos autonómicos, tales como la inspiración profunda, la respiración controlada, la maniobra de Valsalva, los cambios posturales o el SHGT, es considerada marcador patognomónico de DACV parasimpática; y que el hecho de encontrar una FC fija, que no responde a estímulos autonómicos, es indicador certero de la casi completa denervación cardiaca [88].

Al respecto del índice de inspiración profunda, se encontró significación estadística entre los pacientes con DM2 y los pacientes con riesgo incrementado para DM2; pero no así entre éstos, con relación a los controles.

No se obtuvo significación entre los porcentajes de valores anómalos para los distintos grupos poblacionales, respecto de este índice; y debemos destacar que su valor para el grupo de pacientes con DM2, se aproximó a la anormalidad.

Es por esto, que en base a los resultados que arroja este índice, se pone de manifiesto una tendencia hacia la disfunción del componente parasimpático.

Por otro lado, es sabido que la frecuencia respiratoria tiene una importante influencia en la variación del ritmo cardiaco, siendo modulada casi en su totalidad por el tono vagal; es por ello que, valores anómalos para esta prueba autonómica indican que hay un compromiso funcional del SNP.

Para nuestra población, no sólo se encontró significación estadística para los valores medios entre los distintos grupos poblacionales; sino también en el porcentaje de pacientes con valor anómalo para este índice.

Estos hallazgos, siendo concordantes con la idea propuesta por May y Arildsen, fortalecen la idea de emplear este índice como prueba de *screening* para DACV por afectación parasimpática, al ser el primer componente de la disfunción autonómica relacionada con la alteración hidorcarbonada, en alterarse [125].

Dado que la maniobra de Valsalva evalúa la función de los barorreceptores, implicando tanto las ramas simpáticas como las parasimpáticas, su afectación hablaría de daño tanto a nivel del SNP como del SNS.

En nuestra población no se encontraron diferencias significativas, ni en relación al valor medio, ni al porcentaje de valores anómalos, entre los grupos a estudio.

Cabe destacar la sóla presencia de pacientes con valor anómalo para este índice en el grupo de pacientes con DM2, aunque lejano al 0, y que hablaría de una posible disfunción simpática incipiente, acompañando a la parasimpática en este grupo poblacional.

La detección de valores anómalos para el índice 30:15 en el grupo de pacientes con riesgo incrementado para DM2, indica la presencia de una alteración parasimpática en la modulación barorrefleja de este grupo poblacional.

Es conocido que durante el SHGT, se produce un marcado incremento de la FC y cabría esperar que este incremento, fuera menor a medida que progresa la alteración hidrocarbonada; al ser particularmente sensible a la disfunción de las fibras simpáticas procedentes del ganglio estrellado derecho [162-165].

Por este motivo, se procedió al estudio de la respuesta del ritmo cardiaco al SHGT, no detectándose en nuestra población significación estadística en relación a su valor medio, y aumentando a medida que progresaba la alteración hidrocarbonada.

Este hallazgo pone de manifiesto, la integridad de la rama eferente del SNS; si bien, habría que hacer hincapié en el hecho de que, aunque ya se observen cambios hemodinámicos evidentes durante el primer y segundo minuto del SHGT, la máxima respuesta hemodinámica tiende a ocurrir entre el tercer y quinto minuto de exposición a la maniobra.

Son las fibras postganglionares simpáticas, que partiendo del ganglio estrellado izquierdo inervan las caras lateral y posterior de los ventrículos, las que se responsabilizan de la función inotrópica cardiaca, sin causar un cambio sustancial de la FC [43].

Hay que destacar que, a pesar de que las catecolaminas incrementan la entrada de calcio; al aumentar la FC, se produce un acortamiento del potencial de acción y por tanto del intervalo QTc.

Este hecho, junto a la rica inervación simpática del miocardio ventricular y a su comportamiento como sincitio, motiva que el SNS proteja de arritmias ventriculares malignas, al anular cualquier posibilidad de postpotencial.

Cabe señalar que, ninguno de los pacientes de nuestra población presentó un intervalo QTc prolongado, lo que habla a favor de la integridad de la inervación simpática procedente del ganglio estrellado izquierdo; si bien se hace necesaria la afectación global del SNS, para que se produzca la prolongación de este cardio-intervalo.

A la vista de nuestros resultados y de acuerdo con autores como Vinik y Ziegler, el diagnóstico de la DACV, debería basarse en la evaluación de una batería de pruebas y no en una prueba aislada [88].

No obstante, sería valorable como *screening* de la población, la maniobra de respiración controlada; a la que se añadiría para el diagnóstico, la inspiración profunda, la maniobra de Valsava y los cambios posturales; tal y como propone la ADA y la AAN.

El hecho de que el corazón se comporte como un sincitio, hace necesaria la afectación global del SNS para que se produzca una prolongación en el intervalo QTc, y justifica que se prescinda de esta prueba para el diagnóstico precoz de DACV.

Estableciendo el diagnóstico de DACV, en presencia de dos o más índices anómalos de los siete que integran nuestra batería, se evidencia una tendencia a presentar disfunción autonómica parasimpática a medida que avanza la alteración hidrocarbonada.

El hecho de encontrar controles con dos o más índices anómalos para DACV, habla de otras causas ajenas a la alteración hidrocarbonada; aunque podría tratarse de pacientes con GAA no manifiesta en las determinaciones analíticas realizadas para su detección.

Al respecto de las variables autonómicas sudomotoras y el diagnóstico de DAS:

La conductancia de la piel está relacionada con la actividad de las glándulas sudoríparas; de modo que cuando el sudor llena los poros, el corneum de la piel relativamente resistente se vuelve más conductor.

En entornos termoneutros, tal y como sucede en nuestro laboratorio, de registrarse tráfico sudomotor espontáneo (como respuesta a los distintos estímulos autonómicos que integran nuestra batería de pruebas), su origen no sería termorregulador, sino la respuesta a un estímulo emocional y/o autonómico.

La situación de reposo bajo la que se hizo nuestro estudio, nos permite descartar su posible origen emocional; y de este modo, asegurar que se trata de respuesta sudomotora.

Ha sido nuestro objetivo para el estudio de la respuesta sudomotora, la glándula sudorípara ecrina presente en las yemas de los dedos índice y medio, por presentar una respuesta termorreguladora débil y una respuesta intensa a estímulos emocionales y/o autonómicos; siendo aparentemente similar a la respuesta sudomotora correspondiente a la glándula sudorípara ecrina presente en las palmas de las manos y plantas de los pies.

Finalmente, se ha empleado la medición de la SCR para el estudio del SNS a nivel periférico, al reflejar únicamente la actividad de las fibras postganglionares simpáticas colinérgicas, que inervan las glándulas sudoríparas ecrinas.

De este modo, se puede evaluar cuantitativamente actividad nerviosa puramente sudomotora, y que corresponde con la acción de llenado glandular.

La DAS se fundamenta en que cuando se interrumpe la actividad simpática de la glándula sudorípara por daño neuropático, se desencadena una disminución de la sudoración, que reduce la humedad de la piel y por tanto su conductancia, siendo detectable mediante el registro de la respuesta electrodérmica.

A pesar de haber sido propuesta recientemente la SCR, como un indicador en la evaluación de la inflamación del pie diabético, son pocas las publicaciones realizadas sobre el diagnóstico de DAS empleando la SCR, tanto en pacientes DM1 como DM2.

Es más, no hemos encontrado en la literatura, ningún estudio en el que se haya utilizado la SCR, para el diagnóstico de DAS en pacientes pertenecientes a las categorías de riesgo incrementado para DM2 [122].

Maniobras autonómicas empleadas en los estudios anteriormente señalados fueron, la inspiración profunda, la maniobra de Valsalva, el SHGT, el paso activo al ortostatismo, el *cold pressor test* y el estrés inducido por el cálculo mental [123,124].

Por la similitud que guarda con nuestro estudio, cabe destacar aquel realizado por Naliboff y cols. en 1993, al analizar en pacientes con DM2 de edad avanzada, los efectos de la edad y la diabetes en la respuesta a las maniobras autonómicas.

Al igual que en nuestro estudio, se emplearon la inspiración profunda, la maniobra de Valsalva y el paso activo al ortostatismo, y se registraron la FC, la PA y la SCR.

Su conclusión fue que los DM2 de edad avanzada presentaban DACV y DAS en comparación con los no diabéticos de la misma edad, siendo hallazgos concordantes con nuestro resultado, al ser aquellos de mayor evolución que la de nuestros diabéticos [126].

Por último destacar que, una de las dos publicaciones más recientes sobre SCR, concluye que la hiperglucemia afecta al sistema nervioso periférico, y que los parámetros de actividad electrodérmica son sensibles a los niveles de glucosa en sangre [128].

No hemos encontrado diferencias estadísticamente significativas entre los distintos grupos poblacionales, para cada una de las respuestas sudomotoras generadas por los distintos estímulos autonómicos realizados en nuestro estudio para tal fin.

Es más, no se encontró significación estadística entre los porcentajes de valor 0 para la respuesta sudomotora de los distintos grupos, ni para los valores cercanos al valor 0.

Mediante la detección sudomotora elegida y su localización en nuestro estudio, no se puede afirmar la presencia de DAS, ni en las categorías de riesgo para DM2, ni en los primeros años de evolución de la DM2; aunque los indicios hacen sospechar que la DAS no es la primera lesión autonómica y por tanto, no precede a la DACV.

La presencia de un bajo porcentaje de pacientes en los distintos grupos poblacionales con valores nulos de respuesta sudomotora, puede estar en relación con un origen de la DAS ajena a la alteración hidrocarbonada, a pesar de las medidas preventivas adoptadas: lavado de manos, uso abundante de gel conductivo isotónico, registro de la señal en la mano no dominante, para evitar el desgaste neural mecánico.

No obstante, parece haber sido determinante en estos resultados, la elección sistemática de las yemas de los dedos en la detección de respuesta sudomotora, al ser similar pero no idéntica, a la de las glándulas sudoríparas ecrinas de palmas y plantas.

No se encontró correlación estadísticamente significativa, entre la respuesta sudomotora generada y los cambios que producían sobre el ritmo cardiaco, tanto la maniobra de inspiración profunda, como la maniobra de Vasalva; y por el contrario, sí se halló significación estadística entre estas respuestas para la SHGT.

Igualmente, no se encontró correlación estadísticamente significativa, entre la respuesta sudomotora generada por la maniobra de respiración controlada, y la variabilidad del ritmo cardiaco que genera este estímulo autonómico, a diferencia de la correlación encontrada por Macleod y cols, entre los valores de la "tasa de variación" de la resistencia y los valores de velocidad de conducción nerviosa, con el índice de respiración controlada y con el umbral de percepción de vibración en los pies [125]; y de lo publicado en la literatura al respecto de esta maniobra autonómica y la SSR [45,106,108,111].

En relación con la presencia de disfunción autonómica:

Tanto el diagnóstico de disfunción autonómica como el de daño orgánico subclínico (no se demuestra alteración estructural), se alcanza por pruebas de función autonómica; mientras que el diagnóstico de la enfermedad clínica establecida (se demuestra lesión estructural a nivel de las neuronas periféricas), se fundamenta en la presencia de síntomas y signos, y se confirma mediante estudios neurofisiológicos y anatomopatológicos.

Los resultados arrojados por nuestro estudio, ponen de manifiesto la alteración de las fibras mielínicas preganglionares parasimpáticas, tanto en el grupo de pacientes con riesgo incrementado para DM2 como en los pacientes con DM2 de corta evolución; y de este modo se demuestra la presencia de DACV, al menos a expensas de disfunción parasimpática, en ambos estadios de la alteración hidrocarbonada.

Los datos obtenidos del SHGT y el no haberse registrado valores nulos en los distintos índices, evidencian la no afectación del componente simpático en la regulación del cronotropismo cardiaco, al menos en las categorías de riesgo incrementado para DM2.

No obstante, los resultados anómalos hallados en el grupo de pacientes con DM2 en relación con la maniobra de Valsalva, hablaría de una posible disfunción simpática incipiente, acompañando a la parasimpática en este grupo poblacional.

La no presencia de pacientes con intervalo QTc prolongado, pone a priori de manifiesto, la integridad de las fibras simpáticas que partiendo del ganglio estrellado izquierdo, se responsabilizan del inotropismo cardiaco. Sin embargo, podría haber lesión de las mismas sin que este intervalo se vea prolongado, dado que el corazón actúa como un sincitio, y requiere de la denervación global para que se prolongue este cardio-intervalo.

Al respecto de la afectación simpática a nivel periférico, no se puede afirmar la presencia de DAS secundaria a alteración hidrocarbonada, mediante la detección sudomotora elegida y su localización en nuestro estudio.

Por tanto, los indicios hacen sospechar que la DAS no es la primera lesión autonómica y por tanto, no precede a la DACV parasimpática, presente ya en los pacientes pertenecientes a las categorías de riesgo para DM2, y seguida por una posible disfunción simpática incipiente en los DM2 de corta evolución.

VII. CONCLUSIONES

El estudio realizado acerca de la respuesta electrodérmica y del electrocardiograma mediante maniobras autonómicas, aplicado a la detección de disfunción autonómica en diabéticos tipo 2 de corta evolución y sus categorías de riesgo, ha permitido obtener las siguientes conclusiones:

1. Son necesarios tanto el diagnóstico precoz de la DM2 como el de sus categorías de riesgo incrementado; además de lograr los cambios deseados en el estilo de vida para llegar a la regulación del metabolimo, siendo su objetico el evitar la progresión de la DM2 y de sus categorías de riesgo incrementado; así como el avance de la afectación neuropática hasta conseguir su corrección.

2.- Tanto la prevalencia de obesidad como la de sobrepeso para nuestra población de estudio, fueron superiores a las prevalencias globales registradas en nuestro país; poniendo de manifiesto que la alteración hidrocarbonada y su RI, juegan un papel importante en el incremento de peso.

3.- Los diabéticos presentaron peor control metabólico, que los pacientes con riesgo incrementado, y éstos a su vez que los controles; tanto en relación con los niveles lipídicos, como con los marcadores de inflamación y ácido úrico.

4.- Se ha hallado asociación entre la alteración hidrocarbonada y las correspondientes al metabolismo lipídico y proteico; también con la obesidad, HTA y otros FRCV.

5.- Nuestros hallazgos refuerzan la idea de May y Arildsen, que proponen usar el índice de respiración controlada como prueba de *screening* para DACV.

6.- La sóla presencia de diabéticos con valor anómalo para el índice de Valsalva, aunque lejano al 0, podría reflejar la presencia de una posible disfunción simpática incipiente en este estadio, no presente en los previos.

7.- Los resultados de SHGT obtenidos, ponen de manifiesto la integridad de la rama eferente del SNS; si bien, habría que hacer hincapié en el hecho de que las máximas respuestas hemodinámicas tienden a ocurrir entre el tercer y quinto minuto de exposición a la maniobra.

8.- El hecho de que el corazón se comporte como un sincitio, hace necesaria la afectación global del SNS para que se produzca una prolongación en el intervalo QTc; y por esto descartamos esta prueba para el diagnóstico temprano de DACV.

9.- Para el diagnóstico precoz de DACV, es suficiente con añadir a la maniobra de respiración controlada, la inspiración profunda, la maniobra de Valsava y los cambios posturales, tal y como propone la ADA y la AAN.

10.- El hallar controles con dos o más índices anómalos para DACV, nos habla de otras causas ajenas a la alteración hidrocarbonada; aunque podría tratarse de pacientes con GAA no manifiesta en las determinaciones analíticas realizadas previamente.

11.- En cuanto a la afectación simpática a nivel periférico, no se detecta la presencia de DAS secundaria a alteración hidrocarbonada, mediante la detección sudomotora elegida y su localización en nuestro estudio.

12.- De cara a la medición de la respuesta sudomotora, habrá que hacer más hincapié en la preparación del paciente; así como en conocer sus características y ocupaciones, para determinar la zona corporal más adecuada sobre la que realizar la prueba sudomotora; evitándose valores nulos de SCR ajenos a la alteración hidrocarbonada. Es evidente que una persona que trabaja con las dos manos, padecerá un desgaste neural mecánico en ambas; y será por este motivo más apropiado la medición de la SCR en la planta del pie o en sus dedos.

13.- Se encontró correlación significativa entre la respuesta sudomotora generada por la maniobra de SHGT, y la variabilidad del ritmo cardiaco que genera este estímulo autonómico; no así para los restantes estímulos autonómicos.

14.- Finalmente, se pone de manifiesto que la primera afectación autonómica detectada es la disfunción autonómica parasimpática, responsable de la DACV presente ya en las categorías de riesgo incrementado para DM2 y en la DM2 de corta evolución; por lo que desde aquí cuestionamos la disfunción autonómica simpática en estos estadios de la alteración hidrocarbonada.

15.- Estamos en desacuerdo con la hipótesis de daño simpático precoz pero de lenta progresión, seguido de una afectación parasimpática de rápida evolución; y consecuentemente, estamos de acuerdo con la hipótesis formulada en base a la presencia de daño parasimpático temprano y daño simpático más tardío; sin que podamos descartar la hipótesis de la presencia de daño simpático y parasimpático producidos al mismo tiempo, pero con afectación más severa para el parasimpático.

VIII. BIBLIOGRAFÍA

1 World Health Organization. Definition, diagnosis and classification of diabetes mellitus and its complications: report of a WHO consultation. Part 1: Diagnosis and classification of diabetes mellitus. Geneve: World Health Organization; 1999.

2 Harris M, Zimmet P. *"Classification of diabetes mellitus and other categories of glucose intolerance"*. In Alberti KGMM, Zimmet P, DeFronzo R. A, Keen H. International Textbook of Diabetes Mellitus (second edition), John Wiley & Sons Chichester, 1997; 9-23.

3 http://www.diabetesatlas.org (visitada por última vez en junio de 2010).

4 American Diabetes Association. *"Diagnosis and classification of diabetes mellitus"*. Diabetes Care 2010; 33 (1): S62-S69.

5 American Diabetes Association. *"Standars of Medical Care in Diabetes"*. Diabetes Care 2005; 28 (1): S4-S36.

6 Ruiz-Ramos M, Escolar-Pujolar A, Mayoral-Sánchez E, Corral-San Laureano F, Fernández Fernández I. *"La diabetes mellitus en España: mortalidad, prevalencia, incidencia, costes económicos y desigualdades"*. Gac Sanit. 2006: 20 (1): 15-24.

7 WHO's web site. http://www.who.int/mediacentre/factsheets/fs236/en/ (visitada por última vez en junio de 2010).

8 Narayan K. M, Boyle J. P, Thompson T. J, Sorensen S. W, Williamson D. F. *"Lifetime risk for Diabetes mellitus in the United States"*. JAMA. 2003; 290 (14): 1884-1890.

9 Fox C. S, Pencina M. J, Meigs J. B, Vasan R. S, Levitzky Y. S, D'Agostino R. B. *"Trends in the incidence of type 2 diabetes mellitus from de 1970s to the 1990s: The Framingham Heart Study"*. Circulation 2006; 113: 2914-2918.

10 Estrategia en diabetes del Sistema Nacional de Salud. Madrid: Ministerio de Sanidad y Consumo. Centro de publicaciones; 2007.

11 Valdés S, Rojo-Martínez G, Soriguer F. *"Evolución de la prevalencia de la diabetes tipo 2 en población adulta española"*. Med Clin (Barc). 2007; 129 (9): 352-355.

12 Barquilla García A, Martínez Sánchez J. M, Polo García J, Gómez-Martin Arroyo J. R, Gómez Barrado J. J, Benito del Sol S. *"Prevalencia de diabetes y prediabetes en la provincia de Cáceres"*. Semergen 2009; 35 (2): 72-185.

[13] Zimmet P, Alberti K. G, Shaw J. *"Global and societal implications of the diabetes epidemic"*. Nature 2001; 414: 782-787.

[14] Diabetes Mellitus. Joslin´s 14° edición. Capítulo 56: sistema nervioso y diabetes. Pág: 951-968.

[15] González Sarmiento E, Pascual Calleja I, Laclaustra Gimeno M, Casasnovas Lenguas J. A. *"Síndrome metabólico y diabetes mellitus"*. Rev Esp Cardiol. 2005; 5 (D): 30-37.

[16] Martinez Calatrava M. J, Martinez Larrad M. T, Serrano Ríos M. *"Síndrome de resistencia insulínica y síndrome metabólico: similitudes y diferencias. Síndrome metabólico: concepto, fisiopatología y epidemiología"*. Cardiovascular RBK Factores 2003; 12 (2): 89-95.

[17] Stumvoll M, Goldstein B. J, Haeften T. W. *"Type 2 diabetes: principles of patogénesis and therapy"*. Lancet 2005; 365 (9467): 1333-1346.

[18] Zierath J. R, Krook A, Wallberg-Henriksson H. *"Insulin action and insulin resistance in human skeletal muscle"*. Diabetología 2000; 43: 821-835.

[19] Durruty P, García de los Ríos M. *"Glucotoxicidad y lipotoxicidad: factores en la pathogenesis y evolución de la diabetes tipo 2"*. Rev Méd Chile 2001; 129: 671-679.

[20] Axelseri M, Smith U, Erifsson J. W, Taskinen M. R, Jansson P. A. *"Posprandial hypertriglyceridemia and insulin resistance in normoglycemic"*. Ann Intern Med. 1999; 131: 27-31.

[21] Reaven G. M. *"The role of insulin resistance in human disease"*. Diabetes 1998; 37: 1595-1607.

[22] Boden G. *"Pathogenesis of type 2 diabetes. Insulin resistance"*. Endocrinol Metab Clin North Am. 2001; 30: 801-815.

[23] Kahn S. E. *"The importance of the beta-cell in the patogénesis of Type 2 Diabetes Mellitus"*. Am J Med. 2000; 108 (6): 2S-8S.

[24] Weyer C, Bogardus C, Mott D. M, Pratley R. E. *"The natural history of insulin secretory dysfunction and insulin resistance in pathogenesis of type2 diabetes mellitus"*. J Clin Invest. 1999; 104: 787-794.

[25] Sacks D, MacDonald J. *"The pathogenesis of type 2 Diabetes Mellitus"*. AJCP. 1996; 105: 149-157.

[26] Boden G. *"Role of fatty acids in the pathogenesis of insulin resistance and NIDDM"*. Diabetes 1997; 46 (1): 3-10.

[27] http://www.seedo.es/portals/seedo/consenso/Consenso_SEEDO_2007.pdf (visitada por última vez en diciembre de 2010).

[28] http://www.msps.es/campannas/campanas06/obesidadInfant3.htm (visitada por última vez en diciembre de 2010).

[29] The International Expert Committee (Nathan D. M.). *"International expert committee report on the role of the A1c assay in the diagnosis of diabetes"*. Diabetes Care 2009; 32: 1327-1334.

[30] Fonseca V, Inzucchi S. E, Ferrannini E. *"Redefining the diagnosis of diabetes using glycated hemoglobin"*. Diabetes Care 2009; 32 (7): 1344-1345.

[31] Expert Committee on the Diagnosis and Classification of Diabetes Mellitus. *"Report of the Expert Committee on the Diagnosis and Classification of Diabetes Mellitus"*. Diabetes Care 1997; 20: 1183-1197.

[32] Genuth S, Alberti K. G, Bennett P, Buse J, Defronzo R, Kahn R, Kitzmiller J, Knowler W. C, Lebovitz H, Lernmark A, Nathan D, Palmer J, Rizza R, Saudek C, Shaw J, Steffes M, Stern M, Tuomilehto J, Zimmet P, Expert Committee on the Diagnosis and Classification of Diabetes Mellitus. *"Follow-up report on the diagnosis of diabetes mellitus"*. Diabetes Care 2003; 26 (11): 3160-3167.

[33] American Diabetes Association. *"Standars of Medical Care in Diabetes-2009"*. Diabetes Care 2009; 32 (1): S13-S61.

[34] Harrison. Principios de Medicina Interna (16° edición). Pág: 2673-2677.

[35] Farreras. Medicina Interna (13° edición). Pág: 1404-1408.

[36] Adams y Victor. Principios de Neurología (7° edición). Capítulo 26: trastornos del sistema nervioso vegetativo, respiración y deglución. Pág: 517-550.

[37] Guyton A. C,Hall J. E. Textbook of Medical Physiology (11° edición), Elsevier 2006.

[38] Testut L, Latarjet A. Tratado de anatomía humana, Tomo III Meninges - Sistema Nervioso Periférico - Órganos de los sentidos - Aparato de la respiración y de la fonación - Glándulas de secreción interna, Salvat Editores. Barcelona, España.

[39] Rouviere H, Delmas A. Anatomía Humana (10° edición), Masson 1999.

[40] Noback C. R, Demarest R. J. Sistema nervioso humano. Fundamentos de neurobiología. Mc Graw Hill. Capítulo 3: neurofisiología básica.

[41] Berne R. M, Levy M. N. Physiology (4° edición), Mosby.

[42] http://www.tipete.com/userpost/topics/el-corazon-0 (visitada por última vez en noviembre de 2010).

[43] Capece R, Palma A, Dilernia R, Tordomar M, Múscolo J, Lastretti G, Trebisacce C, Doallo C. *"Neuropatía autonómica cardiovascular en pacientes diabéticos"*. http://www.ms.gba.gov.ar/servicios/centroDocumentacion/jornadas/61.pdf (visitada por última vez en junio de 2010).

[44] Shibasaki M, Wilson T. E, Crandall C. G. *"Neural control and mechanisms of eccrine sweating during heat stress and exercise"*. J Appl Physiol. 2006; 100 (5): 1692-1701.

[45] Vetrugno R, Liquori R, Cortelli P, Montagna P. *"Sympathetic skin response: basic mechanisms and clinical applications"*. Clin Auton Res. 2003; 13 (4): 256-270.

[46] Piqué Durán E, Hernández Ramos F. Hipohidrosis segmentarias. http://www.doyna.es/revistas/ctl_servlet?_f=7016&articuloid=13106986&revistaid=21 (visitada por última vez en julio de 2010).

[47] Sugenoya J, Iwase S, Mano T, Sugiyama Y, Ogawa T, Nishiyama T, Nishimura N, Kimura T. *"Vasodilator component in sympathetic nerve activity destined for the skin of the dorsal foot of mildly heated humans"*. J Physiol. 1998; 507 (2): 603-610.

[48] Wallin BG, Charkoudian N. *"Sympathetic neural control of integrated cardiovascular function: insights from measurement of human sympathetic nerve activity"*. Muscle Nerve 2007; 36 (5): 595-614.

[49] Codina Puiggros A. Tratado de neurología. Editorial Libro del Año 1994. Capítulo 44: sistema nervioso autónomo.

[50] Ewing D. J, Campbell I. W, Clarke B.F. *"Assessment of cardiovascular effects in diabetic autonomic neuropathy and prognostic implications"*. Annals of Internal Medicine 1992; (2): 308-311.

[51] Bazett H.C. *"An analysis of the time-relations of electrocardiograms"*. Heart 1920; 7: 353-370.

[52] Bedmar M, Harrigan E, Anciano R, Camm A, Rushkin J. *"The QT interval"*. Progress in Cardiovasc Dis. 2001; 43: 1-45.

[53] Murakawa Y, Inoue H, Nozaki A. *"Role of sympathovagal interaction in diurnal variation of QT interval"*. Am J Cardiol. 1992; 39: 339-343.

[54] http://es.wikipedia.org/wiki/Conductancia_el%C3%A9ctrica (visitada por última vez en noviembre de 2010).

[55] Winterhalter M, Schiller J, Münte S, Bund M, Hoy L, Weilbach C, Piepenbrock S, Rahe-Meyer N. *"Prospective investigation into the influence of various stressors on skin impedance"*. J Clin Monit Comput. 2008; 22 (1): 67-74.

[56] Jabbari A, Grimnes S, Martinsen O. G. "Electrodermal response correlation between potential and conductance". 13th International conference on electrical bioimpedance and the 8th conference on electrical impedance tomography 2007. IFMBE Proceedings 2007; 17: 747-750.

[57] Christie M. J. *"Electrodermal activity in the 1980s: a review"*. J R Soc Med. 1981; 74 (8): 616-622.

[58] Shahani B. T, Halperin J. J, Boulu P, Cohen J. *"Sympathetic skin response--a method of assessing unmyelinated axon dysfunction in peripheral neuropathies"*. J Neurol Neurosurg Psychiatry. 1984; 47 (5): 536-542.

[59] Arunodaya G. R, Taly A. B. *"Sympathetic skin response: a decade later"*. Journal of the Neurological Sciences 1995; 129 (2): 81-89.

[60] Chroni E, Argyriou A. A, Polychronopoulos P, Sirrou V. *"The effect of stimulation technique on sympathetic skin responses in healthy subjects"*. Clin Auton Res. 2006; 16 (6): 396-400.

[61] Kucera P, Goldenberg Z, Kurca E. *"Sympathetic skin response: review of the method and its clinical use"*. Bratisl Lek Listy. 2004; 105 (3): 108-116.

[62] Boulton A.J, Ward J. D. *"Diabetic neuropathies and pain"*. Clin Endocrinol Metab. 1986; 15 (4): 917-931.

[63] Bhadada S. K, Sahay R. K, Jyotsna V.P, Agrawal J. K. *"Diabetic neuropathy: current concepts"*. J Indian Academy of Clinical Medicine 2001; 2 (4): 305-318.

[64] Thomas PK. *"Classification, differential diagnosis and staging of diabetic peripheral neuropathy"*. Diabetes 1997; 46 (2): 54S-57S.

65 Dyck and Thomas. Textbook of Peripheral Neuropathy (4° edición) 2005.

66 http://www.medynet.com/elmedico/aula/tema14/diab17.htm. Diabetes mellitus tipo 2. Neuropatía diabética. Programa anual 2000-2001 de formación continuada acreditada para médicos de atención primaria (visitada por última vez en junio de 2010).

67 Dyck P. J, Karnes J. L, O'Brien P. C, Litchy W. J, Low P. A, Melton L. J. *"The Rochester Diabetic Neuropathy Study: reassessment of tests and criteria for diagnosis and staged severity"*. Neurology 1992; 42 (6): 1164-1170.

68 Dyck P. J, Kratz K. M, Karnes J. L, Litchy W. J, Klein R, Pach J. M, Wilson D. M, O'Brien P. C, Melton L. J. *"The prevalence by staged severity of various types of diabetes neuropathy, retinopathy and nephropathy in a population-based cohort: the Rochester Diabetic Neuropathy Study"*. Neurology 1993; 43: 817-824.

69 Romero Maestre J. C, Licea M. *"Patogenia de la neuropatía diabética"*. Rev Cubana Endocrinol. 1996; 7: 44-51.

70 Sima A. A. F, Brismar T. *"Reversible diabetic nerve dysfunction: structural correlates to electrophysiological abnormalities"*. Ann Neurol. 1985; 18: 21-29.

71 Sima A. A. F, Prashar A, Zhang W. X. *"The preventive effect of long-term aldose reduction inhibitors (Ponalrestat) on nerve conduction and sural nerve structure in the spontaneously diabetic BB-rat"*. J Clin Invest. 1990; 85: 1410-1420.

72 Stevens M. J. *"Nitric oxide as a potential bridge between the metabolic and vascular hypotheses of diabetic neuropathy"*. Diabetic Medic. 1995; 12: 292-295.

73 L. Testut, A. Latarjet; Tratado de anatomía humana, Tomo II Angiología-Sistema Nervioso Central, Salvat Editores. Barcelona, España.

74 Rodica Pop-Busui. *"Cardiac autonomic neuropathy in diabetes, a clinical perspective"*. Diabetes Care 2010; 33 (2): 434-441.

75 Gerritsen J, Dekker J. M, TenVoorder B. J, Bertelsmann F. W, Kostense P. J, Stehouwer C. D, Heine R. J, Nijpels G, Heethaar R. M, Bouter L.M. *"Glucose tolerance and other determinants of cardiovascular autonomic function: the Hoorn Study"*. Diabetologia 2000; 43 (5): 561-570.

76 Jin-Shang Wu, Yi-Ching Yang, Thy-Sheng Lin, Ying-Hsiang Huang, Jia-Jin Chen, Feng-Hwa Lu, Chih-Hsing Wu, and Chih-Jen Chang. *"Epidemiological evidence of altered cardiac autonomic function in subjects with impaired glucose tolerance but*

not isolated impaired fasting glucose". J Clin Endocrinol Metab. 2007; 92: 3885-3889.

77 Watkins P. J, Edmonds M. E. *"Sympathetic nerve failure in diabetes"*. Diabetologia 1983; 25 (2): 73-77.

78 Takebayashi K, Aso Y, Sugita R, Takemura Y, Inukai T. *"Relationship between sympathetic skin response and power spectral analysis of heart rate variation in patients with type 2 diabetes"*. Journal of Diabetes and Its Complications 2004; 18 (4): 224-228.

79 Isak B, Oflazoglu B, Tanridag T, Yitmen I, Us O. *"Evaluation of peripheral and autonomic neuropathy among patients with newly diagnosed impaired glucose tolerance"*. Diabetes Metab Res Rev. 2008; 24: 563-569.

80 Putz Z, Tabák A. G, Tóth N, Istenes I, Németh N, Gandhi R. A, Hermányi Z, Keresztes K, Jermendy G, Tesfaye S, Kempler P. *"Noninvasive evaluation of neural impairment in subjects with impaired glucose tolerance"*. Diabetes Care 2009; 32 (1): 181-183.

81 Karamitsos D. T, Didangelos T. P, Athyros V. G, Kontopoulos A. G. *"The natural history of recently diagnosed autonomic neuropathy over a period of 2 years"*. Diabetes Res Clin Pract. 1998; 42: 55-63.

82 Aso Y, Fujiwara Y, Inukai T, Takemura Y. *"Power spectral analysis of heart rate variation in diabetic patients with neuropathic foot ulceration"*. Diabetes Care 1998; 21 (7): 1173-1177.

83 Cabezas-Cerrato, J. *"Metodología para el diagnóstico y seguimiento de la neuropatía autonómica cardiovascular en pacientes con diabetes"*. Avances en Diabetología 2005; 21(4): 266-272.

84 Romero Maestre J. C. *"Recientes advances en la neuropatía autonomic cardiovascular de la diabetes mellitus"*. Rec Cubana Endocrinol. 1998; 9 (2): 149-163.

85 Ticse Aguirre R, Villena Chavez J, Pimentel Valdivia R. *"Prevalencia de neuropatía autonomica cardiovascular en pacientes con diabetes mellitus tipo 2 de un hospital general"*. Rev Med Hered. 2007; 18 (3): 129-135.

[86] Astrup A. S, Tarnow L, Rossing P, Hansen B. V, Hilsted J, Parving H. *"Cardiac autonomic neuropathy predicts cardiovascular morbidity and mortality in Type 1 diabetic patients with diabetic nephropathy"*. Diabetes Care 2006; 29 (2): 334-339.

[87] O'Brien I. A, McFadden J. P, Corrall R. J. *"The influence of autonomic neuropathy on mortality in insulindependent diabetes"*. Q J Med. 1991; 79: 495-502.

[88] Vinik A. I, Ziegler D. *"Diabetic cardiovascular autonomic neuropathy"*. Circulation 2007; 115 (3): 387-397.

[89] Ziegler D, Laux G, Dannehl K, Spüler M, Mühlen H, Mayer P, Gries F. A. *"Assessment of cardiovascular autonomic function: age-related normal ranges and reproducibility of spectral analysis, vector analysis, and standard tests of heart rate variation and blood pressure responses"*. Diabetic Medicine 1992; 9: 166-175.

[90] Maser R. E, Lenhard M. J. *"Cardiovascular autonomic cardiopathy due to diabetes mellitus: clinical manifestations, consequences and treatment"*. J Clin Endocrinol Metab. 2005; 90: 5896-5903.

[91] Vinik A. I, Erbas T. *"Recognizing and treating diabetic autonomic neuropathy"*. Cleveland Clin J Med. 2001; 68: 928-930, 932, 934-944.

[92] Wackers F. J, Young L. H, Inzucchi S. E, Chyun D. A, Davey J. A, Barrett E. J. *"For the detection of ischemia in asymptomtic diabetics (DIAD) investigators. Detection of silent myocardial ischemia in asymptomatic diabetic subjects"*. Diabetes Care 2004; 27: 1954-1961.

[93] Margolis J. R, Kannel W. S, Feinleib M, Dawber T. R, McNamara P. M. *"Clinical features of unrecognized myocardial infarction silent and symptomatic. Eighteen year follow-up: the Framingham study"*. Am J Cardiol. 1973; 32: 1-7.

[94] Zipes D.P. Mechanisms of Clinical Arrhythmias. Journal Cardiovascular Electrophysiology 2003; 14 (8): 902-912.

[95] Gowda R. M, Khan I. A, Wilbur S. L, Vasavada B. C, Sacchi T. J. *"Torsade de pointes: the clinical considerations"*. International Journal of Cardiology 2004; 96: 1-6.

[96] Shah R. R. *"Drug-induced prolongation of the QT interval: why the regulatory concern?"* Fundamental and Clinical Pharmacology 2002; 16: 119-124.

[97] http://www.msps.es/biblioPublic/publicaciones/docs/antiarrit.pdf (visitada por última vez en mayo de 2011).

[98] Mathur C. P, Gupta D. *"QTc prolongation in diabetes mellitus: an indicator of cardiac autonomic neuropathy"*. JIACM. 2006; 7(2): 130-132.

[99] Storm H, Shafiei M, Myre K, Raeder J. *"Palmar skin conductance compared to a developed stress score and to noxious and awakening stimuli on patients in anaesthesia"*. Acta Anaesthesiol Scand. 2005; 49: 798-803.

[100] Ledowski T, Bromilow J, Paech M. J, Storm H, Hacking R, Schug S. A. *"Skin conductance monitoring compared with bispectral index to assess emergence from total i.v. anaesthesia using propofol and remifentanil"*. Br J Anaesth. 2006; 97: 817-821.

[101] Macefield V. G, Wallin B. G. *"The discharge behaviour of single sympathetic neurones supplying human sweat glands"*. Journal of the Autonomic Nervous System 1996; 61 (3): 277-286.

[102] Vissing S. F, Scherrer U, Victor R. G. *"Stimulation of skin sympathetic nerve discharge by central command. Differential control of sympathetic outflow to skin and skeletal muscle during static exercise"*. Circulation Research 1991; 69 (1): 228-238.

[103] Seals D. R. *"Influence of force on muscle and skin sympathetic nerve activity during sustained isometric contractions in humans"*. J Physiol. 1993; 462: 147-159.

[104] Ray C. A, Wilson T. E. *"Comparison of skin sympathetic nerve responses to isometric arm and leg exercise"*. J Appl Physiol. 2004; 97: 160-164.

[105] Braune J, Horter C. *"Sympathetic skin response in diabetic neuropathy: a prospective clinical and neurophysiological trial on 100 patients"*. Journal of the Neurological Sciences 1996; 138: 120-124.

[106] Soliven B, Maselli R, Japan J, Green A, Graziano H, Petersen M, Spire J. P. *"Sympathetic skin response in diabetic neuropathy"*. Muscle Nerve 1987; 10 (8): 711-716.

[107] Niakan E, Harati Y. *"Sympathetic skin response in diabetic peripheral neuropathy"*. Muscle Nerve 1988; 11 (3): 261-264.

108 Maselli R, Jaspan J. B, Soliven B. T, Green A. J, Spire J. P, Arnason B. G. *"Comparison of sympathetic skin response with quantitative sudomotor axon reflex in diabetic neuropathy"*. Muscle Nerve 1989; 12: 420-423.

109 Zgur T, Vodusek D. B, Krzan M, Vrtovec M, Denislic M, Sibanc B. *"Autonomic system dysfunction in moderate diabetic polyneuropathy assessed by sympathetic skin response and Valsalva index"*. Electromyogr Clin Neurophysiol. 1993; 33 (7): 433-439.

110 Levy D. M, Reid G, Rowley D. A, Abraham R. R. *"Quantitative measures of sympathetic skin response in diabetes: relation to sudomotor and neurological function"*. J Neurol Neurosurg Psychiatry. 1992; 55 (10): 902-908.

111 Watahiki Y, Baba M, Matsunaga M, Takebe K, Onuma T. *"Sympathetic skin response in diabetic neuropathy"*. Electromyogr Clin Neurophysiol. 1989; 29 (3): 155-159.

112 Toyokura M, Takeda H. *"Waveform of sympathetic skin response in diabetic patients"*. Clin Neurophysiol. 2001; 112 (7): 1229-1236.

113 Shimada H, Kihara M, Kosaka S, Ikeda H, Kawabata K, Tsutada T, Miki T. *"Comparison of SSR and QSART in early diabetic neuropathy-the value of length-dependent pattern in QSART"*. Auton Neuroscience. 2001; 92 (1-2): 72-75.

114 Fujimoto W. Y, Leonetti D. L, Kinyoun J. L, Shuman W. P, Stolov W. C, Wahl P. W, *"Prevalence of complications among second-generation Japanese-American men with diabetes, impaired glucose tolerance, or normal glucose tolerance"*. Diabetes 1987; 36: 730-739.

115 Novella S. P, Inzucchi S. E, Goldstein J. M. *"The frecuency of undiagnosed diabetes and impaired glucose tolerance in patients with idiopathic sensory neuropathy"*. Muscle Nerve 2001; 24: 1229-1231.

116 Singleton J. R, Smith A. G, Bromberg M. B. *"Increased prevalence of impaired glucose tolerance in patients with painful sensory neuropathy"*. Diabetes Care 2001; 24: 1448-1453.

117 Sumner C. J, Sheth S, Griffin J. W, Cornblath D. R, Polydefkis M. *"The spectrum of neuropathy in diabetes and impaired glucose tolerance"*. Neurology 2003; 60:108-111.

[118] Cappellari A, Airaghi L, Capra R, Ciammola A, Branchi A, Levi Minzi G, Bresolin N. *"Early peripheral nerve abnormalities in impaired glucose tolerance"*. Electromyogr Clin Neurophysiol. 2005; 45: 241-244.

[119] Grandinetti A, Chow D. C, Sletten D. M, Oyama J. K, Theriault A. G, Schatz I. J, Low P. A. *"Impaired glucose tolerance is associated with postganglionic sudomotor impairment"*. Clin Auton Res. 2007; 17 (4): 231-233.

[120] Sagliocco L, Sartucci F, Giampietro O, Murri L. *"Amplitude loss of electrically and magnetically evoked sympathetic skin responses in early stages of type 1 (insulin-dependent) diabetes mellitus without signs of dysautonomia"*. Clin Auton Res. 1999; 9 (1): 5-10.

[121] Bril V, Nyunt M, Ngo M. *"Limits of the sympathetic skin response in patients with diabetic polyneuropathy"*. Muscle Nerve 2000; 23 (9): 1427-1430.

[122] Gulbandilar E, Cimbiz A, Sari M, Ozden H. *"Relationship between skin resistance level and static balance in type II diabetic subjects"*. Diabetes Res Clin Pract. 2008; 82 (3): 335-339.

[123] Goldstein I. B, Naliboff B. D, Shapiro D, Frank H. J. *"Beat-to-beat blood pressure response in asymptomatic IDDM subjects"*. Diabetes Care 1988; 11 (10): 774-779.

[124] Naliboff B. D, Goldstein I. B, Shapiro D, Frank HJ. *"Mental and physical stress as moderators of the postural response in insulin-dependent diabetic patients"*. Health Psychol. 1988; 7 (6): 499-514.

[125] Macleod A. F, Smith S. A, Cowell T, Richardson P. R, Sonksen P. H. *"Non-cardiac autonomic tests in diabetes: use of the galvanic skin response"*. Diabet Med. 1991; 8: S67-S70.

[126] Naliboff B. D, Gilmore S. L, Rosenthal M. J. *"Acute autonomic responses to postural change, Valsalva maneuver, and paced breathing in older type II diabetic men"*. J Am Geriatr Soc. 1993; 41 (6): 648-653.

[127] Undeland K. A, Hausken T, Svebak S, Aanderud S, Berstad A. *"Wide gastric antrum and low vagal tone in patients with diabetes mellitus type 1 compared to patients with functional dyspepsia and healthy individuals"*. Dig Dis Sci. 1996; 41 (1): 9-16.

[128] Dolu N, Ozesmi C, Comu N, Süer C, Gölgeli A. *"Effect of hyperglycemia on electrodermal activity in diabetic rats"*. Int J Neurosci. 2006; 116 (6): 715-729.

129 Oliva J, Lobo F, Molina B, Monereo S. *"Direct health care costs of diabetic patients in Spain"*. Diabetes Care 2004; 27 (11): 2616-2621.

130 May O, Arildsen H. *"Assessing cardiovascular autonomic neuropathy in diabetes mellitus: how many tests to use?"* J Diabetes Complications. 2000; 14: 7-12.

131 Maser R. E. *"Autonomic neuropathy: patient care"*. Diabetes Spectrum 1998; 11: 224-227.

132 American Diabetes Association, American Academy of Neurology. *"Consensus statement: report and recommendations of fhe San Antonio conference on diabetic neuropathy"*. Diabetes Care. 1988; 11: 592-597.

133 Ewing D. J, Martyn C. N, Young R. J, Clarke B. F. "The value of cardiovascular autonomic function tests: 10 years experience in diabetes". Diabetes Care 1985; 8: 491-498.

134 Hilz M. J, Dütsch M. *"Quantitative studies of autonomic function"*. Muscle Nerve 2006; 33 (1): 6-20.

135 Ravits J. M. "AAEM minimonograph #48: autonomic nervous system testing". Muscle Nerve 1998; 20 (8): 919-937.

136 Vinik A. I, Maser R. E, Mitchell B. D, Freeman R. *"Diabetic autonomic neuropathy"*. Diabetes Care 2003; 26 (5): 1553-1579.

137 Boulton A. J, Vinik A. I, Arezzo J. C, Bril V, Feldman E. L, Freeman R, Malik R. A, Maser R. E, Sosenko J. M, Ziegler D . *"Diabetic neuropathies: a statement by the American Diabetes Association"*. Diabetes Care 2005; 28 (4): 956-962.

138 Hilz M. J, Dütsch M. *"Quantitative studies of autonomic function"*. Muscle Nerve 2006; 33 (1): 6-20.

139 Lehtinen J. M, Niskanen L, Hyvonen K, Siitonen O, Uusitupa M. *"Nerve function and its determinants in patients with newly-diagnosed type 2 (non-insulin-dependent) diabetes mellitus and in control subjects: a 5-year follow-up"*. Diabetologia 1993; 36: 68-72.

140 Cohen J. A, Jeffers B. W, Faldut D, Marcoux M, Schrier R. W. "Risks for sensorimotor peripheral neuropathy and autonomic neuropathy in non-insulin-dependent diabetes mellitus (NIDDM)". Muscle Nerve 1998; 21 (1): 72-80.

[141] Gæde P, Vedel P, Parving H-H, Pedersen O. *"Intensified multifactorial intervention in patients with Type 2 diabetes and microalbuminuria: the Steno Type 2 randomised study"*. Lancet 1999; 353: 617-622.

[142] http://www.seedo.es/Obesidadysalud/CaculoIMC/tabid/177/Default.aspx (visitada por última vez en octubre de 2010).

[143] http://www.sobreentrenamiento.com/publice/Articulo.asp?ida=197 (visitada por última vez en octubre de 2010).

[144] http://www.vitonica.com/enfermedades/cuello-grande-y-ronquidos-una-riesgosa combinacion (visitada por última vez en octubre de 2010).

[145] Pinheiro V, Canaan R, Gonçalves A. "Insulinemia, food intake and energy metabolism". Rev Chil Nutr. 2008; 35 (1): 18-24.

[146] http://en.wikipedia.org/wiki/Homeostatic_model_assessment (última visita en diciembre de 2010).

[147] Ascaso J. F, Romero P, Real J. T, Priego A, Valdecabres C, Carmena R. *"Insulin resistance quantification by fasting insulin plasma values and HOMA index in a non-diabetic population"*. Med Clin (Barc). 2001; 117 (14): 530-533.

[148] Mogensen C. E. *"Prediction of clinical diabetic nephropathy in IDDM patients. Alternatives to microalbuminuria?"*. Diabetes 1990; 39: 761-767.

[149] http://www.abajarcolesterol.com/como-interpretar-una-analitica-de-colesterol-trigliceridos-e-indice-aterogenico/ (visitada por última vez en octubre de 2010).

[150] http://www.monografias.com/trabajos12/homocis/homocis.shtml (visitada por última vez en diciembre de 2010).

[151] http://www.intramed.net/contenidover.asp?contenidoID=56670 (visitada por última vez en octubre de 2010).

[152] http://www.nlm.nih.gov/medlineplus/spanish/ency/article/003567.htm (visitada por última vez en diciembre de 2010).

[153] Pearson E. T, Mensah G, Alexander W, Anderson J, Cannon R, Criqui M. *"Markers of inflammation and cardiovascular disease. Application to clinical and public health practice. A Statement for Healthcare Professionals from the Center for Disease Control and Prevention and the American Heart Association"*. Circulation 2003; 107: 499-511.

[154] Barrueco Ferrero M. *"El conjunto mínimo de datos diagnósticos del fumador (CMDDF). Un documento nacional de consenso"*. Prevención del tabaquismo 2002; 4 (1): 7-9.

[155] Fuster S. *"Elevated liver transaminases: what to do?"*. Gastr Latinoam. 2006; 17 (2): 265-269.

[156] http://www.who.int/substance_abuse/publications/alcohol_atencion_primaria.pdf (visitada por última vez el 21/10/2010).

[157] Mancia G, Laurent S, Agabiti-Rosei E, Ambrosioni E, Burnier M, Caulfield M. J, Cifkova R, Clément D, Coca A, Dominiczak A, Erdine S, Fagard R, Farsang C, Grassi G, Haller H, Heagerty A, Kjeldsen S. E, Kiowski W, Mallion J. M, Manolis A, Narkiewicz K, Nilsson P, Olsen M. H, Rahn K. H, Redon J, Rodicio J, Ruilope L, Schmieder R. E, Struijker-Boudier H. A. J, Van Zwieten P. A, Viigimaa M, Zanchetti A. *"Reapraissal of European guidelines of hypertension management: a European Society of Hypertension Tash Force document"*. Journal of Hypertension 2009, 27 (11): 2121-2158.

[158] Chobanian A. V, Bakris G. L, Cushman W. C, Green L. A, Izzo J. L Jr, Jones D. W, Materson B. J, Oparil S, Wright J. T. Jr, Roccella E. J, National Heart, Lung, and Blood Institute; National High Blood Pressure Education Program Coordinating Committee. *"Seventh report of the Joint National Committee on Prevention, Detection, Evaluation, and Treatment of High Blood Pressure"*. Hypertension 2003; 42: 1206-1252.

[159] National Cholesterol Education Program (NCEP) Expert Panel on Detection, Evaluation, and Treatment of High Blood Cholesterol in Adults (Adult Treatment Panel III). *"Third Report of the National Cholesterol Education Program (NCEP) Expert Panel on Detection, Evaluation, and Treatment of High Blood Cholesterol in Adults (Adult Treatment Panel III) final report"*. Circulation 2002; 106 (25): 3143-3421.

[160] Spallone V, Menzinger G. *"Diagnosis of cardiovascular autonomic neuropathy in diabetes"*. Diabetes 1997; 46 (2): S67-S76.

161 Martinez J. P, Almeida R, Olmos S, Rocha A. P, Laguna P. *"A wavelet-based ECG delineator: evaluation on standard databases"*. IEEE Transactions on Biomedical Engineering 2004; 51 (4): 570-581.

162 Nazar K, Taton J, Chwalbinska-Moneta J, Brzezinska Z. *"Adrenergic responses to sustained handgrip in patients with juvenile-onset-type diabetes mellitus"*. Clin Sci Mol Med. 1975; 49 (1): 39-44.

163 Ewing D. J, Kerr F, Leggett R, Murray A. *"Interaction between cardiovascular responses to sustained handgrip and Valsalva manoeuvre"*. British Heart Journal 1976; 38, 483-490.

164 Marin-Neto J. A, Maciel B. C, Gallo Júnior L, Junqueira Júnior L. F, Amorim D. S. *"Effect of parasympathetic impairment on the haemodynamic response to handgrip in Chagas's heart disease"*. British Heart Journal 1986; 55 (2): 204-210.

165 Hanson P, Nagle F. *"Isometric exercise: cardiovascular responses in normal and cardiac populations"*. Cardiol Clin. 1987; 5: 157-170.

166 Rivera Farina P. V, Pérez Turiel P, Herreros López A. *"Aplicación de la Transformada Wavelet para el desarrollo de un método computacionalmente simple de detección del final de la onda T"*. IV Latin American Congress on Biomedical Engineering 2007, Bioengineering Solutions for Latin America Health. IFMBE Proceeding 2008; 18 (40): 171-174.

167 Rivera Farina P. V, Laguna P, Martinez J. P, Perez Turiel J, Herreros Lopez A, Wong S. *"An alternative decision rule for threshold based t-wave measurement algorithms based on second derivative extrema"*. Computers in Cardiology 2008: 709-712.

168 Li. C, Zheng C, Tai C. *"Detection of ECG Characteristic Points Using Wavelets Transform"*. IEEE Trans Biomed Eng. 1995; 42 (1): 21-28.

169 Almeida R, Martinez J. P, Rocha A. P, Olmos S, Laguna P. *"Improved QT variability quantification by multilead automatic delineation"*. Computers in Cardiology 2005; 503-506.

170 Rivera Farina P. V, Pérez Turiel J, Pagán Buzo F. J, González Sarmiento E., Herreros López A, Rodríguez-Guerrero C. D. *"QTc analysis and comparison in pre-diabetic patients"*. Journal of Diabetes 2011; 3 (1): 108.

FSC
www.fsc.org
MIX
Papier | Fördert gute Waldnutzung
FSC® C083411

Kolibri 360 GmbH
Ferdinand-Jühlke-Straße 7
99095 Erfurt, Deutschland
produktsicherheit@kolibri360.de

Druck:
CPI Druckdienstleistungen GmbH
im Auftrag der
Kolibri 360 GmbH
Ferdinand-Jühlke-Str. 7
99095 Erfurt